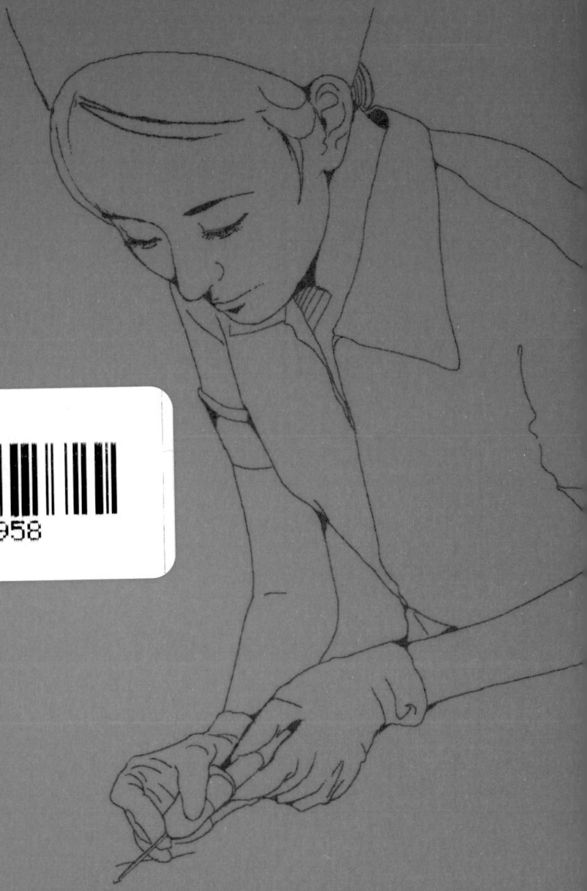

以心灵沟通心灵

用生命温暖生命

——与学习护理的同学共勉

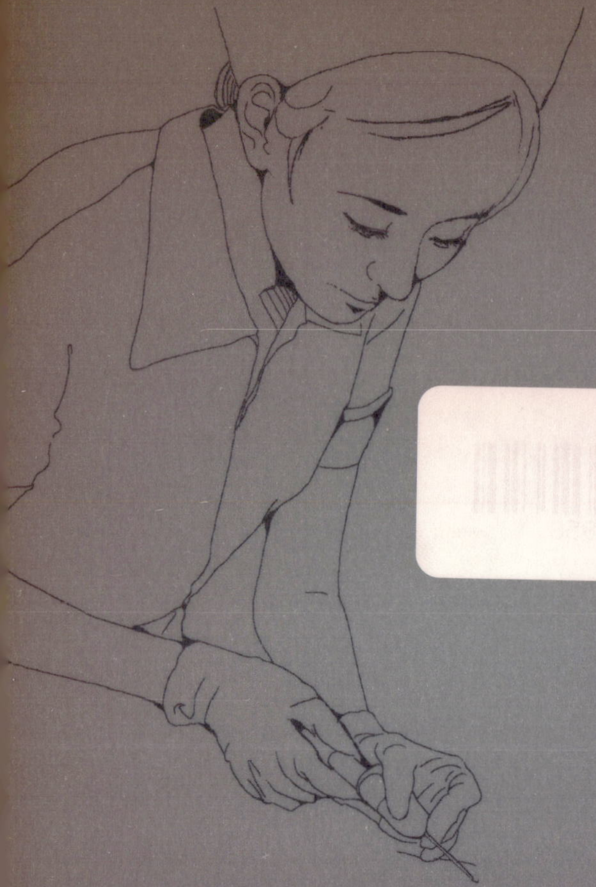

以心灵沟通心灵

用生命温暖生命

——与学习护理的同学共勉

“十二五”职业教育国家规划教材
经全国职业教育教材审定委员会审定

国家职业教育护理专业教学资源库配套教材

KANGFU HULI

康复护理

主编 刘福青 向燕卿

高等教育出版社·北京

内容简介

本书为“十二五”职业教育国家规划教材，共分7章，包括概述、康复评定方法、常用康复护理技术、常用康复器械、神经系统常见伤病患者的康复护理、骨关节伤病患者的康复护理、慢性病患者的康复护理。教材编写紧紧围绕高等职业教育护理专业培养目标，并融入职业资格标准，对康复护理岗位的典型任务进行分析，将教学内容进行整合、序化。为了方便课后学生知识巩固编写了课后思考题，典型案例为学生展示了临床的真实康复护理情景，知识链接与知识拓展开阔了学生的视野。

本书适用于高职高专护理专业教学使用，也可作为医院培训在职人员学习康复护理知识参考使用。

图书在版编目（CIP）数据

康复护理／刘福青，向燕卿主编．—北京：高等教育出版社，2013.5（2019.8重印）
ISBN 978-7-04-037157-4

Ⅰ．①康…　Ⅱ．①刘…　②向…　Ⅲ．①康复医学－护理学－高等职业教育－教材　Ⅳ．①R47

中国版本图书馆CIP数据核字（2013）第068432号

策划编辑　夏　宇　　责任编辑　夏　宇　　封面设计　季　倩　李小璐　　版式设计　杜微言
责任校对　刘春萍　　责任印制　赵义民

出版发行	高等教育出版社	咨询电话	400-810-0598
社　　址	北京市西城区德外大街4号	网　　址	http://www.hep.edu.cn
邮政编码	100120		http://www.hep.com.cn
印　　刷	北京市联华印刷厂	网上订购	http://www.landraco.com
开　　本	787mm×1092mm　1/16		http://www.landraco.com.cn
印　　张	10	版　　次	2013年5月第1版
字　　数	200千字	印　　次	2019年 8 月第6次印刷
购书热线	010-58581118	定　　价	19.00元

物 料 号　37157-A0

《康复护理》编写人员

主　编　刘福青　向燕卿

副主编　臧伟红　陆秋云　齐国威

编　者　（按姓氏拼音排序）

冯玉英　滨州医学院附属医院

郭桂华　聊城职业技术学院

李益平　天津医学高等专科学校

刘　瑾　黑龙江护理高等专科学校

刘福青　滨州职业学院

陆秋云　上海医药高等专科学校

齐国威　滨州市人民医院

向燕卿　重庆三峡医药高等专科学校

谢桂英　重庆三峡医药高等专科学校

于　梅　山东医学高等专科学校

臧伟红　聊城职业技术学院

国家职业教育护理专业教学资源库建设参与院校

（按首字笔画排序）

上海医药高等专科学校	大庆医学高等专科学校
山东医学高等专科学校	广西卫生职业技术学院
天津医学高等专科学校	长春医学高等专科学校
四川中医药高等专科学校	乐山职业技术学院
宁波卫生职业技术学院	永州职业技术学院
江西护理职业技术学院	江苏建康职业学院
安徽医学高等专科学校	苏州卫生职业技术学院
沧州医学高等专科学校	武汉大学医学职业技术学院
昌吉卫生学校	金华职业技术学院
贵阳护理职业学院	重庆三峡医药高等专科学校
重庆医药高等专科学校	泉州医学高等专科学校
济南护理职业学院	泰州职业技术学院
盐城卫生职业技术学院	聊城职业技术学院
廊坊卫生职业学院	商丘医学高等专科学校
淄博职业学院	雅安职业技术学院
黑龙江护理高等专科学校	湖北职业技术学院
滨州职业学院	福建卫生职业技术学院
漯河医学高等专科学校	漳州卫生职业学院
黔南民族医学高等专科学校	襄阳职业技术学院

出版说明

教材是教学过程的重要载体，加强教材建设是深化职业教育教学改革的有效途径，推进人才培养模式改革的重要条件，也是推动中高职协调发展的基础性工程，对促进现代职业教育体系建设，切实提高职业教育人才培养质量具有十分重要的作用。

为了认真贯彻《教育部关于"十二五"职业教育教材建设的若干意见》（教职成〔2012〕9号），2012年12月，教育部职业教育与成人教育司启动了"十二五"职业教育国家规划教材（高等职业教育部分）的选题立项工作。作为全国最大的职业教育教材出版基地，我社按照"统筹规划，优化结构，锤炼精品，鼓励创新"的原则，完成了立项选题的论证遴选与申报工作。在教育部职业教育与成人教育司随后组织的选题评审中，由我社申报的1338种选题被确定为"十二五"职业教育国家规划教材立项选题。现在，这批选题相继完成了编写工作，并由全国职业教育教材审定委员会审定通过后，陆续出版。

这批规划教材中，部分为修订版，其前身多为普通高等教育"十一五"国家级规划教材（高职高专）或普通高等教育"十五"国家级规划教材（高职高专），在高等职业教育教学改革进程中不断吐故纳新，在长期的教学实践中接受检验并修改完善，是"锤炼精品"的基础与传承创新的硕果；部分为新编教材，反映了近年来高职院校教学内容与课程体系改革的成果，并对接新的职业标准和新的产业需求，反映新知识、新技术、新工艺和新方法，具有鲜明的时代特色和职教特色。无论是修订版，还是新编版，我社都将发挥自身在数字化教学资源建设方面的优势，为规划教材开发配备数字化教学资源，实现教材的一体化服务。

这批规划教材立项之时，也是国家职业教育专业教学资源库建设项目及国家精品资源共享课建设项目深入开展之际，而专业、课程、教材之间的紧密联系，无疑为融通教改项目、整合优质资源、打造精品力作奠定了基础。我社作为国家专业教学资源库平台建设和资源运营机构及国家精品开放课程项目组织实施单位，将建设成果以系列教材的形式成功申报立项，并在审定通过后陆续推出。这两个系列的规划教材，具有作者队伍强大、教改基础深厚、示范效应显著、配套资源丰富、纸质教材与在线资源一体化设计的鲜明特点，将是职业教育信息化条件下，扩展教学手段和范围，推动教学方式方法变革的重要媒介与典型代表。

教学改革无止境，精品教材永追求。我社将在今后一到两年内，集中优势力量，全力以赴，出版好、推广好这批规划教材，力促优质教材进校园、精品资源进课堂，从而更好地服务于高等职业教育教学改革，更好地服务于现代职教体系建设，更好地服务于青年成才。

高等教育出版社

2014年7月

序

为了更好地贯彻《国家中长期教育改革和发展规划纲要(2010—2020年)》关于“大力发展职业教育”的精神，根据《关于全面提高高等职业教育教学质量的若干意见》(教高〔2006〕16号)中“不断推进教学资源的共建共享”的要求，来自全国示范性高职院校、骨干高职院校等30余所高职高专院校的护理专业带头人及这些院校所在地的护理行业专家共同组成建设团队，自2010年起开展国家职业教育护理专业教学资源库建设。在护理专业教学资源库建设初具规模之际，全国高职高专医药类专业教学资源建设专家委员会共同携手，以多种形式积极推广资源库建设成果，不断扩大资源库项目影响力，深入发掘资源库的内在价值，有力地促进护理专业的教学改革和教学模式转变。而建设教学资源库配套规划教材，即是此项工作的关键一环。现在，我们欣喜地看到，在专家委员会强有力的规划指导和整体部署下，在高等教育出版社的统筹组织下，经过所有编者的不懈努力，“国家职业教育护理专业教学资源库配套教材”即将完成。

根据高职高专院校护理专业教学的实际需要，专家委员会在资源库建设的课程体系框架和强大项目团队的基础上，为本套教材总计规划了33种选题，遴选了62位主编，最终由38所院校分别牵头，400余位来自院校的专业骨干教师和来自医疗单位的资深行业人士作为编者，共同完成了全套教材的编写。

本套教材的建设理念与护理专业教学资源库建设一脉相承，即以临床护理岗位任务引领为出发点，以技术应用为重点，注重临床技术与教学过程有效对接，教学资源与教学内容有效对接，打破传统教学的固定思维，努力改变护理职业教育的教学形态，是护理职业教育教学改革的一次创新体验。我们真诚地希望，通过本套教材的建设和使用，与全国护理职业院校分享教学经验与改革成果，继续为医药卫生职业教育的教学改革、内涵建设和人才培养水平提升贡献力量。

国家职业教育护理专业教学资源库建设项目组

2012年6月于上海

前　言

为了适应我国高等护理专业的发展与改革需要，进一步推进课程改革，努力提高高职高专教育医药卫生类专业人才培养质量，在教育部和财政部支持下建立了护理专业教学资源库，为广大教师搭建了一个交流教学经验、共享教学成果的平台，同时在全国高职高专医药类专业教学资源建设专家委员会的倡导下，为巩固项目建设成果，联合高等教育出版社，组织启动了国家职业教育护理专业教学资源库配套教材的编写工作。《康复护理》教材即是其中一部，本教材的编写紧紧围绕高等职业教育护理专业培养目标，并融入职业资格标准，对康复护理岗位的典型任务进行分析，将教学内容进行整合、序化，体现了“三基”和“五性”的原则，使学生在掌握基本理论、基本知识、基本技能的前提下，自然过渡到常见疾病、损伤的护理，体现“以人的健康为中心，以整体护理观为指导，以护理程序为主线”现代护理模式；重视学生的素质教育，以学生为主体，强调学生综合能力的培养。为了方便课后学生复习编写了课后思考题，典型案例为学生展示了临床的真实康复护理情景，知识链接与知识拓展开阔了学生的视野，有助于学生了解康复护理专业的技术发展。

本教材由7章组成：概述，康复评定方法、常用康复护理技术，常用康复器械，神经系统常见伤病患者的康复护理，骨、关节伤病患者的康复护理，慢性病患者的康复护理。

本教材是编者集体智慧的结晶。除了参编各院校教师的辛勤付出外，特别要感谢滨州市人民医院神经内科及康复科领导及护理人员给予的无私帮助和支持，滨州职业学院护理学院的领导给予了大力支持在此表示诚挚的感谢。

本教材的编写力求突出康复护理的特点，与临床康复护理“零距离”接触，但难免有错误和不足之处，希望同仁们及广大读者批评指正。

刘福青

2013年1月

目　录

第一章 概 述

第一节 基本概念

学习目标

1. 掌握康复、康复医学的概念。
2. 掌握康复护理的特点。
3. 了解康复医学与临床医疗的区别。

一、康复

康复是综合运用医学、工学、社会、教育、心理等手段，使障碍者在身体、心理、社会活动、教育就业等各方面都得到最大限度的改善，使障碍者生存质量得到最大限度的提高并回归社会。

二、康复医学

康复医学是一门新兴学科，康复护理是其重要组成部分，也是护理专业中的一个新领域，是临床疾病治疗中一个不可替代的过程，贯穿于整个治疗过程的始终。康复医学是利用临床手段矫正或预防残疾，在现代医学体系中，保健、预防、治疗和康复相互联系，组成一个统一体。

康复医学与临床医学的区别见表 1-1-1。

表 1-1-1 康复医学与临床医学的区别

区别点	对象	方法	目的	视角
临床医学	疾病患者	手术、药物	治愈	改造
康复医学	障碍者	训练、教育	提高生存质量、回归社会	代偿

三、康复护理

康复护理除应用一般的护理技术外，还要实施综合护理，并且应用辅助护理技术，协调有序地进行，构成整个护理方案。康复护理不仅注重疾病，更突出人的整体，包括患者的心理、社会、教育就业方面，采用专门的康复技术，以加速患者恢复最大功能。康复护理与临床护理相辅相成，贯穿于临床治疗和护理的始终。康复护理应该在治疗的第一阶段开始就介入其中，并且根据伤残、障碍情况的不同，而采取的手段有所差异。

第二节　康复护理的发展

学习目标

1. 掌握康复护士在康复护理中的作用。
2. 熟悉康复护理的原则。
3. 了解康复护理的发展史。

康复护理是康复医学的重要组成部分，是在整个康复医疗计划实施过程中，为达到身体、心理、社会、经济等全面康复的目的，紧紧配合康复医师和康复治疗师以及其他康复专业人员，对康复对象进行的除基础护理以外的功能促进护理。其目的重在预防继发的残疾，减轻残疾的影响，使障碍者达到最大限度的康复，为其重返社会作准备。随着社会老龄化的到来，康复护理逐渐成为了各种老年病、慢性病的常规护理内容。

一、康复护理的对象、目的

1. 康复护理的对象　其与疾病医疗对象有着明显的不同，主要是因损伤和疾病而导致的身体各种功能障碍者，包括：① 急性创伤和手术后患者，② 各种疾病造成的功能障碍者，③ 年老体弱者，④ 各种慢性疾病患者。

2. 康复护理的目的　减轻痛苦，促进康复。使障碍者最大限度地减少继发性的功能障碍，使机体的残余功能和能力得到维持和加强，减轻残疾对生存质量的影响。

二、康复护理的原则、内容

1. 康复护理的原则　① 预防为主，早期介入，贯穿始终；② 身心同步，教练结合，患者与家属共同参与；③ 循循渐进，鼓励患者独立完成；④ 重在日常生活能力的训练。

2. 康复护理的内容　① 观察并记录病情和康复训练过程中残疾程度的变化。② 预防继发性残疾和并发症。③ 掌握不同康复训练技术与方法。④ ADL 训练。⑤ 心理护理。⑥ 假肢、矫形器、自助器、步行器的使用指导与训练。⑦ 患者住院阶段的康复护理。⑧ 患者出院后家庭康复护理计划的制订与指导。

三、护士在康复中的作用

护士在康复医疗中担负着患者日常生活的服务和管理、各种活动的组织、功能训练的指导及实施、病室环境的设计、健康和安全的保卫等职责。要完成以上这些职责，护士在康复中应起到以下作用。

1. 观察者　在康复医疗过程中，护士和患者的接触机会最多，护士对患者的身体障碍程度、心理变化、功能训练与恢复情况了解最为细致。因此，护士的观察记录可作为康复评定及康复治疗计划制订、修改、实施的客观依据。

2. 实施者　护士根据康复治疗计划完成各项预防和治疗措施。临床许多功能训练是护士独立、协助完成的，如脑血管意外患者早期的良肢位的摆放，慢性支气管炎患者的呼吸训练，以及康复辅助器具的使用，训练患者的日常生活自理能力。

3. 协调者　患者的康复治疗是由康复医师、康复治疗师、康复护士以及其他康复专业人员共同完成的。康复过程一般较长，并且需要接受理疗、运动、作业、言语、心理治疗及支具的装配等多种治疗和训练。作为康复治疗小组成员，护士必须与有关科室人员进行患者信息的交流、协调等沟通工作，才能使康复治疗顺利进行。

4. 教育者　康复的目的是使患者的残余功能和能力得到维持和加强，以达到患者生活自理，甚至回归社会。护士需教育指导患者进行自我护理，向患者及其家属讲授相关的康复护理知识和技能。

【知识拓展】

为澄清对康复的模糊认识需要强调的几点

1. 康复医学绝不是现有医学各科的延伸，而是有独特的治疗对象、治疗目的和治疗方法的独立的医学专业。

2. 康复医学的难度有时更大，需要更复杂的技术。

3. 康复不是百分之百的恢复。

4. 残疾是人类存在以来的必然现象，残疾占世界人口10%，其中70%在发展中国家。只能面对，不能回避。

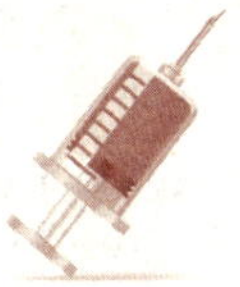

复习思考题

简答题

1. 比较康复医学与临床医学的不同点。
2. 康复护士在患者的康复过程中起到哪些作用？
3. 结合已学知识说出临床上哪些疾病需要康复。

【小结】

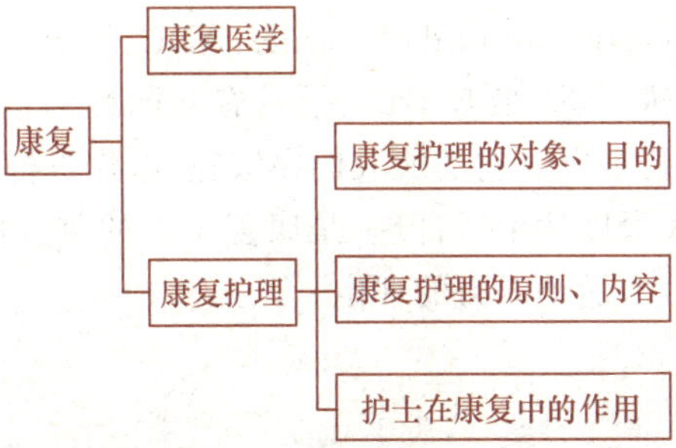

（刘福青）

第二章　康复评定方法

康复评定是运用客观的量化方法，准确地评定残疾者功能障碍的部位、性质、严重程度以及预后，借以选择适合的康复治疗方法，制订合理的康复方案。康复医疗过程中，随着康复治疗的进展，医师和护士会不断地进行康复评定，往往康复过程是以康复评定开始，又以康复评定结束。康复评定的内容广泛，本节仅仅介绍日常生活活动能力评定、运动功能评定、心肺功能评定、言语功能评定及感知能力评定等内容。

第一节　日常生活活动能力评定

学习目标

1. 掌握日常生活活动能力的概念，Barthel 指数评定的内容和方法。
2. 熟悉 Barthel 指数评定记分法。
3. 了解功能独立性评定内容和方法。

典型案例

王某，男，25 岁。3 个月前因车祸受伤，通过临床积极治疗，目前可以自己吃饭、洗刷、大小便，可以平地行走，但是洗澡、穿衣、如厕需要家人的帮助，进行床椅转移稍微需要家人帮助，不能上下楼梯。

请问：1. 如果使用 Barthel 指数评定，该患者能得多少分？

2. 采用功能独立性评定，该患者能得多少分？

一、概述

日常生活活动能力（activities of daily living，ADL）是指人们为了维持生存以及适应环境而每天必须重复进行的、最基本的、最具有共同性的活动，包括洗漱、穿衣、进食、大小便控制、洗澡和行走等。它反映人们在家庭、医疗机构及社区中最基本的生活能力。因此，使患者最大限度地生活自理，是康复工作的重要内容。改善患者的自理能力，首先要进行日常生活活动能力的评定。

二、评定方法

评定者可根据功能障碍者的障碍部位，提出评定内容，评定重点要突出。评定方法可采用直接和间接评定方法 2 种。直接评定法是障碍者根据要求完成每项活动，询问能不能完成动作、完成动作的程度以及需要什么程度的帮助才能完成该动作，询问使用辅助器对活动的影响。间接评定是从障碍者家人和其周围的人那里获取他们完成活动的信息。

三、评定内容

ADL 的内容大致包括运动、自理、交流、家务活动和娱乐活动等。常用的 ADL 标准化量表有许多，本节重点介绍 Barthel 指数评定和功能独立性评定 2 种方法。

(一) Barthel 指数评定

Barthel 指数评定简单、可信度高，灵敏度也高，是目前临床应用最广、研究最多的一种 ADL 量化评定方法(表 2－1－1)。它不仅用来评定治疗前后的功能状态，也可以预测治疗效果、住院时间及预后。

表 2－1－1 Barthel 指数评分改良标准

项目	评分	评定标准
1. 大便	0 分	失禁或昏迷
	5 分	偶尔失禁(每周<1 次)
	10 分	能够控制
2. 小便	0 分	失禁或昏迷或需要他人导尿
	5 分	偶尔失禁(每 24 h<1 次，每周>1 次)
	10 分	能够控制
3. 修饰	0 分	需要帮助
	5 分	独立完成洗脸、刷牙、梳头、剃须
4. 如厕	0 分	需要帮助
	5 分	需要部分帮助
	10 分	自理
5. 进食	0 分	需要帮助
	5 分	需要部分帮助
	10 分	自理
6. 转移	0 分	依赖，不能坐起
	5 分	需要大量帮助(2 人)，能坐
	10 分	需要少量帮助(1 人)或指导
	15 分	自理

续表

项目	评分	评定标准
7. 平地行走	0分	不能步行
	5分	在轮椅上可独立活动
	10分	需要少量帮助(1人)能够步行(体力或语言指导)
	15分	独立步行(可用辅助器)
8. 穿衣	0分	依赖
	5分	需要一半帮助
	10分	自理(系、开纽扣,关、开拉锁和穿鞋)
9. 上、下楼梯	0分	不能
	5分	需要帮助(体力或语言指导)
	10分	自理
10. 洗澡	0分	依赖
	5分	自理

判断标准:60分以上者虽然有轻度残疾,但日常生活基本自理;40～60分者为中度残疾,生活需要帮助;20～40分者为重度残疾,生活需要他人提供大量的帮助;20分以下者为完全残疾,生活完全依赖他人帮助。

(二) 功能独立性评定

功能独立性评定(functional independence measure,FIM)是近年来提出的一种能更为全面、客观地反映ADL的评定方法。独立生活能力是指个体在家庭中能否自我照顾和在社区中能否生存的能力,是ADL更高层次的表现。其与基本ADL的区别在于不仅需要评定躯体功能,还需要评定认知和社会交流能力。

FIM在医疗康复机构得到广泛的应用,用以进行入院、出院与随访时的功能评分,可以动态地记录患者的功能变化(表2-1-2)。

表2-1-2 功能独立性评定(FIM)

评定项目		评分							
		月	日	月	日	月	日	月	日
自我照顾	1. 进餐								
	2. 梳洗								
	3. 洗澡								
	4. 穿上衣								
	5. 穿裤子								
	6. 如厕								

续表

评定项目		评分							
		月	日	月	日	月	日	月	日
二便控制	7. 大便								
	8. 小便								
体位转移	9. 床→椅→轮椅								
	10. 进出厕所								
	11. 进出浴室								
行走	12. 步行/轮椅/二者								
	13. 上、下楼梯								
交流	14. 理解:视/听/二者								
	15. 表达:言语/非言语/二者								
社会及认知	16. 社会交往								
	17. 解决问题								
	18. 记忆力								
运动功能评分(91)									
认知功能评分(35)									
总分(126)									
评定者签名									

FIM功能水平和评分标准如下。

1. 独立　即活动中不需他人帮助。

(1) 完全独立(7分):构成活动的所有作业均能规范、完全地完成,不需修改和辅助设备或用品,并在合理的时间内完成。

(2) 有条件的独立(6分):具有下列1项或儿项:活动中需要辅助设备,活动需要比正常长的时间,或有安全方面的考虑。

2. 依赖　为了进行活动,患者需要另一个人予以监护或身体的接触性帮助,或者不能进行活动。

(1) 有条件的依赖:患者能付出50%或更多的努力,其所需的辅助水平如下。

1) 监护和准备(5分):患者所需的帮助只限于备用、提示或劝告,帮助者和患者之间没有身体的接触,或帮助者仅需要帮助准备必需用品,或帮助带上矫形器。

2) 少量身体接触的帮助(4分):患者所需的帮助只限于轻轻接触,自己能付出75%或以上的努力。

3) 中度身体接触的帮助(3分):患者需要中度的帮助,自己能付出50%~75%的努力。

(2) 完全依赖:患者需要50%以上的帮助或完全依赖他人,否则活动就不能进行。

1）大量身体接触的帮助（2分）：患者付出的努力小于50%，但大于25%。

2）完全依赖（1分）：患者付出的努力小于25%。

FIM的最高分为126分（运动功能评分91分，认知功能评分35分），最低分为18分。

126分＝完全独立，108～125分＝基本独立，90～107分＝有条件的独立或极轻度依赖，72～89分＝轻度依赖，54～71分＝中度依赖，36～53分＝重度依赖，19～35分＝极重度依赖，18分＝完全依赖。

【知识拓展】

病损或残损与残障的区别

病损是指由于各种原因所致的人的生理、心理和解剖结构的部位受到了损害。包括智力病损、心理病损、语言病损、听力病损、视力病损、内脏病损及畸形等。这是残疾发生、发展过程中的第一步。它可以进一步发展为失能，也可以直接导致残障。它可以是永久的，也可以是暂时的。

残障是指由于病损或失能而导致个人参与正常社会生活活动的障碍，甚至影响社会功能的正常发挥。包括：识别残障（无法辨别人、地、时）、躯体残障（无法活动，不能自理）、运动残障、职业残障、社交活动残障、经济自给残障等，是残疾发展的不良结局。此时社会、家庭和环境对残障的影响很大，良好的社会-家庭支持、系统合理的康复治疗将可以减轻残障的程度。

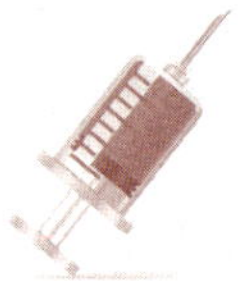

复习思考题

一、单项选择题

1. 康复评定一般至少进行（　　）。

A. 1次　B. 2次　C. 3次　D. 4次　E. 5次

2. 功能独立性评定内容不包括（　　）。

A. 自理活动　B. 运动与活动

C. 括约肌控制　D. 交流

E. 肢体畸形

3. ADL交流方面的内容不包括（　　）。

A. 打电话　B. 使用交流板

C. 书写　D. 化妆

E. 识别环境标志

4. 康复的主要对象是（　　）。

A. 患者　B. 病伤残者

C. 有功能障碍者　D. 疼痛者

E. 所有人

5. 关于康复论述不正确的是(　　)。

A. 康复是一种理念、指导思想

B. 康复在疾病后期进行

C. 康复需要环境和社会作为一个整体来参与

D. 康复必须渗透到整个医疗计划中去

E. 康复要求残疾者本人、家庭及所在社区共同参与康复计划的制订和实施

二、简答题

1. 什么是功能评定?

2. ADL 评定内容包括哪些方面?

(刘福青)

第二节　运动功能评定

学习目标

1. 掌握关节活动度评定。
2. 熟悉肌力和肌张力评定。
3. 熟悉机体协调与平衡功能评定及步态分析。
4. 了解评定工具的使用。

典型案例

李某,男,64 岁,退休职工。突发头痛,意识不清。家属叙述:患者上楼后自感头部不适,呕吐,右侧肢体活动不利,5 min 后意识丧失。入院诊断:脑出血(左侧内囊区)。既往高血压病史 30 年,吸烟(40 年,每天 1 包),少量饮酒。入院查体:T 36.8℃,P 65 次/min,Bp 225/120 mmHg(1 mmHg=0.133 kPa),R 20 次/min。急性病容,意识丧失。双侧瞳孔等大同圆,对光反射存在。窦性心律,双肺呼吸音清。右侧肢体肌张力降低,腱反射消失。余未见异常。在神经内科经 2 周治疗,现病情稳定,生命体征平稳,转入康复医疗科治疗。

请问:1. 为明确下一步康复治疗方案,需要给该患者进行哪些检查?

2. 该患者存在哪些运动功能障碍?

一、评定方法

运动功能评定包括关节活动度评定、肌力评定、肌张力评定、平衡与协调功能评定、步态分析。运动功能评定的方法包括观察法、量表法、器械法等,需根据患者具体

情况及治疗需要选择相应的评定方法。

二、评定内容

(一) 关节活动度评定

关节活动度又称关节活动范围(range of motion,ROM),是指关节活动时所通过的运动弧。关节活动度评定是指在特定的体位下,测量关节可以完成的最大活动范围。

1. 评定工具

(1) 测角器:通用测角器最为常用,由两根直尺连接一个半圆或全圆量角器制成(图 2-2-1)。一个直尺固定称为固定臂,另一个直尺可以旋转称为移动臂。

(2) 方盘量角器:是一种正方形,中央有圆形分角刻度的木盘(图 2-2-2)。指针刻度自"0"点向左、右各 180°。

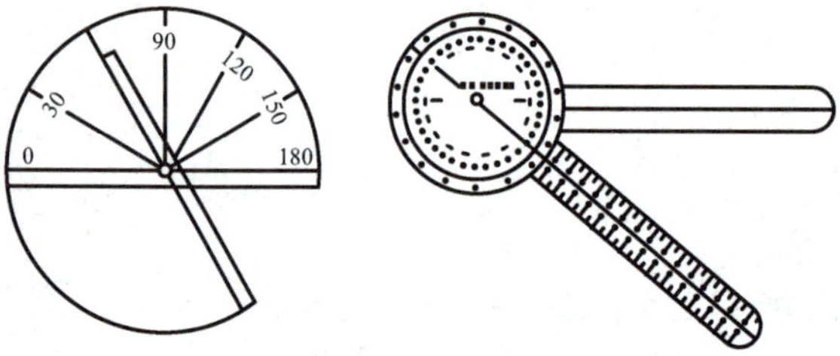

图 2-2-1 通用测角器

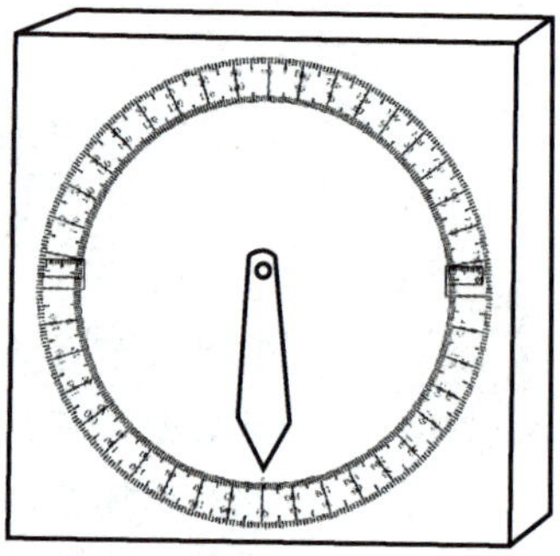
图 2-2-2 方盘量角器

(3) 其他:如电子测角器、铅垂线、直尺等。

2. 测量方法 测量时,多数关节都以解剖学的肢位为 0°肢位。暴露待测关节,确定骨性标志,将测角器的中心对准关节运动的轴心,测角器的两臂与关节的固定轴、移动轴分别对准。记录起始位置的读数,让被测者进行最大范围的主动运动和被动运动,记录终末位置的读数。

(1) 肩关节活动度的测量方法:见图 2-2-3。

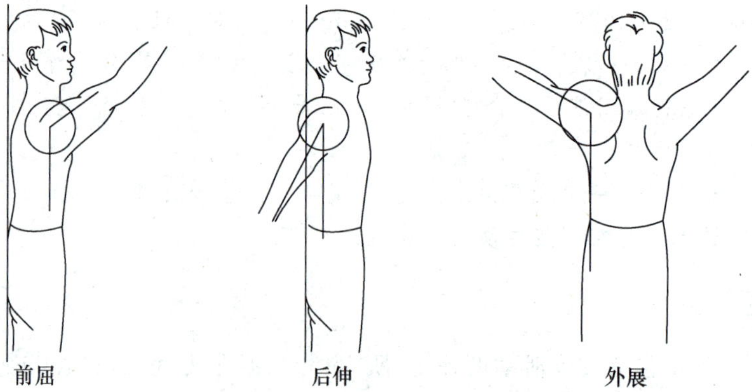

图 2-2-3 肩关节活动度的测量

(2) 肘关节活动度的测量方法:见图 2-2-4。

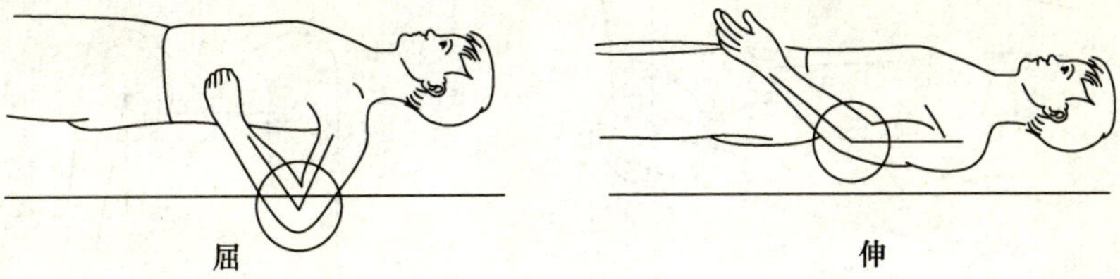

图 2-2-4 肘关节活动度的测量

(3) 腕关节活动度的测量方法:见图 2-2-5。

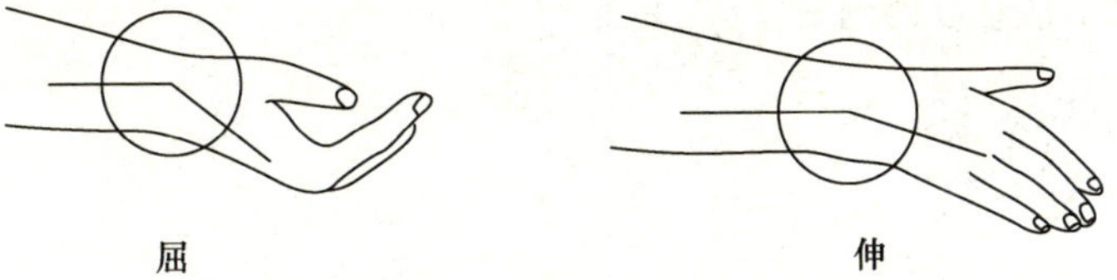

图 2-2-5 腕关节活动度的测量

(4) 手指活动度的测量方法:见图 2-2-6。

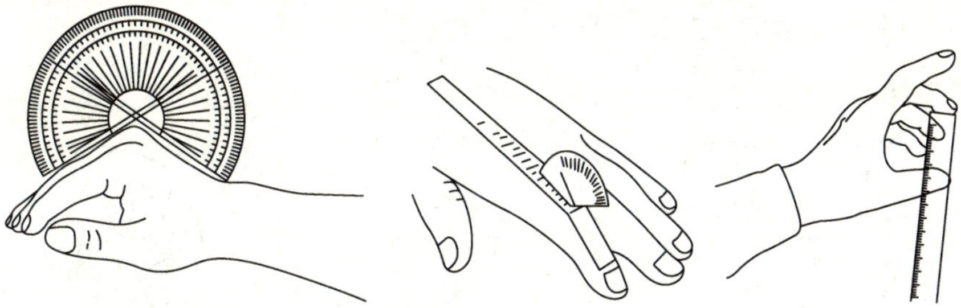

图 2-2-6 手指活动度的测量

(5) 髋关节活动度的测量方法:见图 2-2-7。

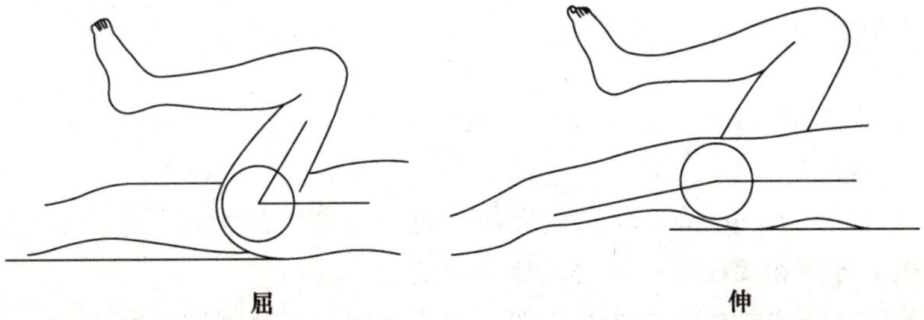

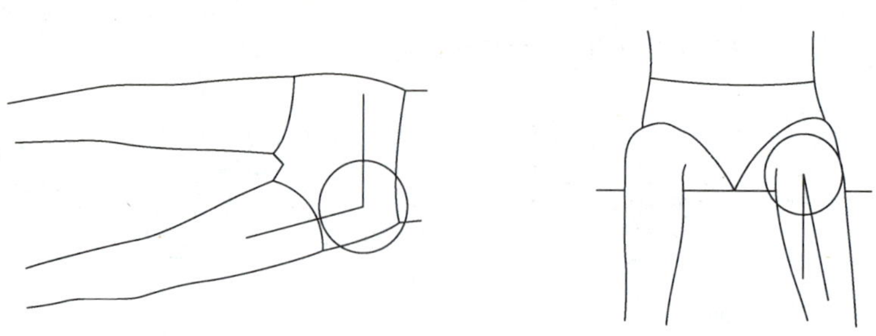

图 2-2-7 髋关节活动度的测量

(6) 膝关节活动度的测量方法：见图 2-2-8。

(7) 踝关节活动度的测量方法：见图 2-2-9。

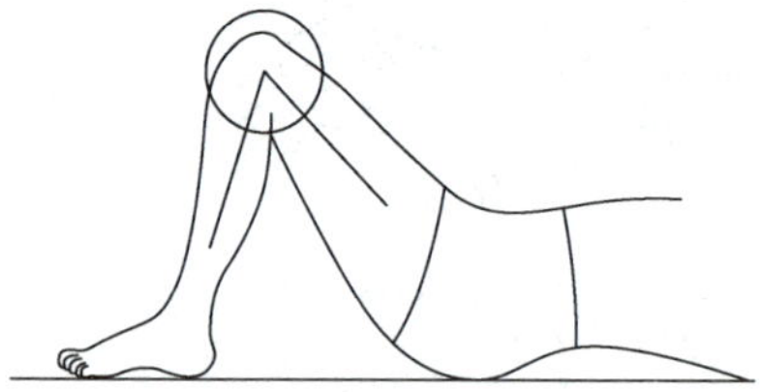

图 2-2-8 膝关节活动度的测量

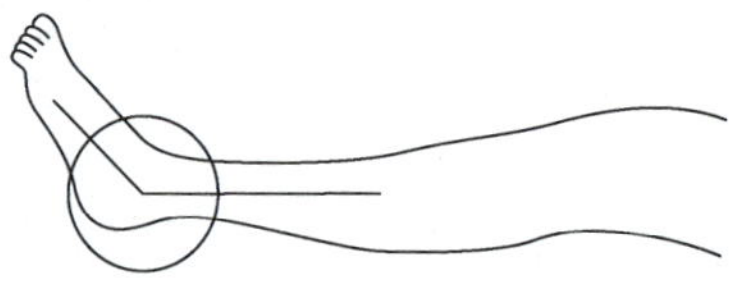

图 2-2-9 踝关节活动度的测量

(8) 脊柱活动的测量方法：见图 2-2-10。

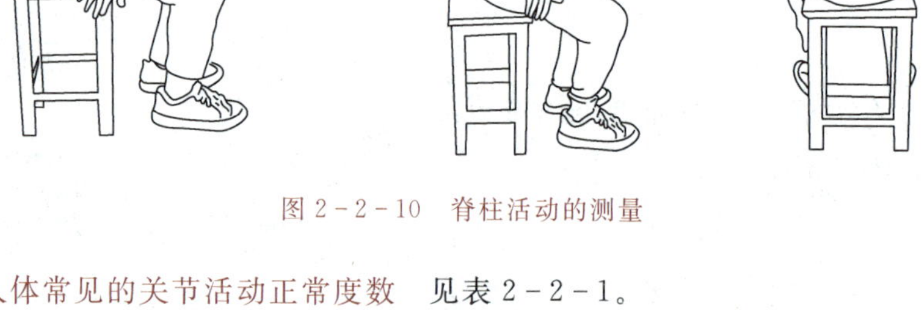

图 2-2-10 脊柱活动的测量

3. 人体常见的关节活动正常度数　见表 2-2-1。

(二) 肌力评定

肌力(muscle strength)指肌肉最大随意收缩时产生的力量。肌力评定是通过手法或者器械来评定相关肌肉或肌群收缩力量的大小。

常用的肌力测定方法可分为徒手肌力检查和器械肌力测试 2 种。

表 2-2-1 人体常见的关节活动正常度数

关节	运动	测量体位	测角器放置标志			正常值
			中心	固定臂	移动臂	
肩	屈、伸	解剖位站立	肩峰	与腋中线平行	与肱骨纵轴平行	屈 180° 伸 50°
	外展	解剖位站立	肩峰	与身体中线平行	与肱骨纵轴平行	180°
	内、外旋	仰卧，肩外展肘屈 90°	鹰嘴	与腋中线平行	与前臂纵轴平行	内旋 90° 外旋 90°
肘	屈、伸	解剖位	肱骨外上髁	与肱骨纵轴平行	与桡骨纵轴平行	屈 150° 伸 0°
桡尺	旋前 旋后	坐位，肩内收肘屈 90°	尺骨茎突	与地面垂直	腕关节背面 手掌面	旋前 90° 旋后 90°
腕	屈、伸	解剖位	尺骨茎突	前臂纵轴	第 2 掌骨纵轴	屈 90° 伸 70°
	尺、桡屈	解剖位	腕关节背侧中点	前臂背侧中线	第 3 掌骨纵轴	桡屈 25° 尺屈 65°
髋	屈、伸	仰卧，对侧髋伸直，被测下肢在上	股骨大转子	与身体纵轴平行	与股骨纵轴平行	屈 125° 伸 15°
	内收、外展	仰卧	髂前上棘	左、右髂前上棘连线垂直	髂前上棘至髌骨中心连线	内收 45° 外展 45°
	内旋、外旋	仰卧，两小腿床缘外下垂	髌骨下端	与地面垂直	与胫骨纵轴平行	内旋 45° 外旋 45°
膝	屈、伸	仰卧	股骨外侧髁	与股骨纵轴平行	与胫骨纵轴平行	屈 150° 伸 0°
踝	背屈、跖屈	侧卧，踝中立位	外踝	与腓骨纵轴平行	与第 5 跖骨纵轴平行	屈 45° 伸 20°
	内、外翻	侧卧	踝后方两踝中点	小腿后纵轴	跖面	内翻 35° 外翻 25°

1. 徒手肌力检查(manual muscle testing，MMT) 根据受检肌肉或肌群的功能，让受检者处于不同的受检位置，嘱受检者在减重、抗重力和抗阻力的状态下做一定的动作，并使动作达到最大的活动范围。根据肌肉活动能力及抗阻力的情况，按肌力分级标准评定级别(表 2-2-2)。

2. 器械肌力测试(instrument test) 肌力超过 3 级时，为进一步做较细致的定量评定，需进行专门的器械测试，包括等长肌力评定、等张肌力评定和等速肌力评定。

表 2-2-2　MMT 肌力分级标准

级别	名称	标准	相当于正常肌力的百分比(%)
0	零(zero,O)	无可测知的肌肉收缩	0
1	微缩(trance,T)	有轻微收缩,但不能引起关节活动	10
2	差(poor,P)	在减重状态下能作关节全范围活动	25
3	尚可(fair,F)	能抗重力作关节全范围运动,不能抗阻力	50
4	良好(good,G)	能抗重力,抗一定的阻力运动	75
5	正常(normal,N)	能抗重力,抗充分的阻力运动	100

(1) 等长肌力评定:即在标准体位下用测力器评定一个肌肉或肌群的等长收缩肌力。常用项目有① 握力:测试上肢下垂,握力计表面向外,测试 2~3 次,取最大值。握力以握力指数(握力/体重×100%)表示,正常值高于 50。② 捏力:用拇指和其他手指的指腹捏压捏力计。捏力指数为握力指数的 30%。③ 拉力:两膝伸直,将拉力计把手调至膝盖高度,用力向上拉把手(图 2-2-11)。④ 四肢各组肌力测定:在标准姿势下,借助牵引绳和滑轮装置牵拉固定的测力计,通过与方向相反的重量来评定四肢各组肌群的肌力。

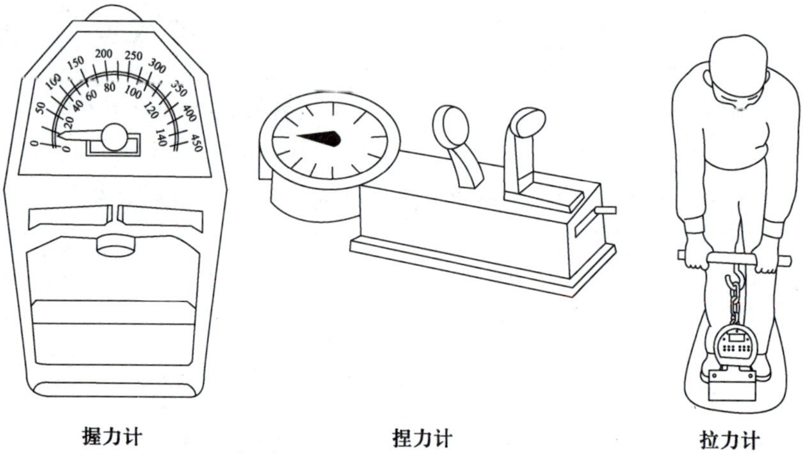

图 2-2-11　各种测力计

(2) 等张肌力评定:即测定肌肉进行等张收缩使关节作全幅度运动时所能克服的最大阻力。此法临床少用。

(3) 等速肌力评定:借助等速测试仪,对肌肉运动功能进行动态评定,并通过计算机分析,记录其各种反映肌肉功能的力学参数。

(三) 肌张力评定

肌张力(muscle tone,MT)是指肌肉静息状态下的紧张度,检查时以触摸肌肉的硬度及伸屈肢体时感知的阻力作为判断依据。

肌张力增高称为痉挛，是在被动活动时产生过大的抵抗感。肌张力低下称为迟缓，是在被动活动时，只有很小的抵抗或无抵抗感，四肢丧失了固有的弹性和紧张，不能维持肢体或躯体的正常空间定位。

1. 肌肉形态、硬度和运动状态检查　临床上肌肉萎缩多表示肌张力低下，肌肉隆起、硬度增加多表示肌张力增高。

2. 量表评定　对肌张力的评定常用的有 Ashworth 痉挛评定量表(表 2-2-3)。

表 2-2-3　改良 Ashworth 痉挛评定量表

等级	标准
0 级	无肌张力的增加
Ⅰ级	肌张力轻度增加：被动屈伸受累肢体时，在 ROM 之末出现最小的阻力或出现突然卡住的释放
$Ⅰ^+$级	肌张力轻度增加：被动屈伸受累肢体时，在 ROM 的 50%范围内突然出现卡住，然后始终有小的阻力
Ⅱ级	肌张力较明显增加：通过 ROM 的大部分时，阻力均较明显，但受累部分仍可较容易地移动
Ⅲ级	肌张力严重增高，进行被动运动有困难
Ⅳ级	僵直，被动屈伸受累部分时出现僵直状态而不能动

3. 仪器评定法　常用方法有摆动试验测试、电生理测试、等速肌力测试及肌电图测试等。

(四) 平衡与协调功能评定

平衡(balance)是指身体所处在的一种姿势状态或稳定状态，并在运动或受外力作用时，能自然调整并维持姿势的能力。协调(coordination)是指人体平稳、准确、有控制的运动能力。

1. 平衡功能评定　包括主观评定和客观评定 2 方面。主观评定以目测法和量表法为主，客观评定主要是使用平衡测试仪进行评定。

(1) 目测法：是被评定者在静止状态和运动状态下，完成评定者指定的动作，评定者通过目测观察的方法进行评定。

(2) 量表法：是按照量表的内容进行评定，记录并评分，结果量化，方便应用。目前信度和效度较好的量表有 Berg 量表和 Tinnetti 量表。

(3) 平衡测试仪评定：是通过专业仪器来评定人体的平衡功能，其结果以数据及图形的形式显示。亦可用于平衡训练。

2. 协调能力评定　协调功能障碍称共济失调，表现为笨拙、不平衡和不准确。常用检查方法如下。

(1) 指鼻试验：被检者一侧上肢外展伸直，用示指指尖触自己的鼻尖，分别在睁眼、闭眼、不同方向及不同速度下反复进行。检查时注意双侧对称(图 2-2-12)。

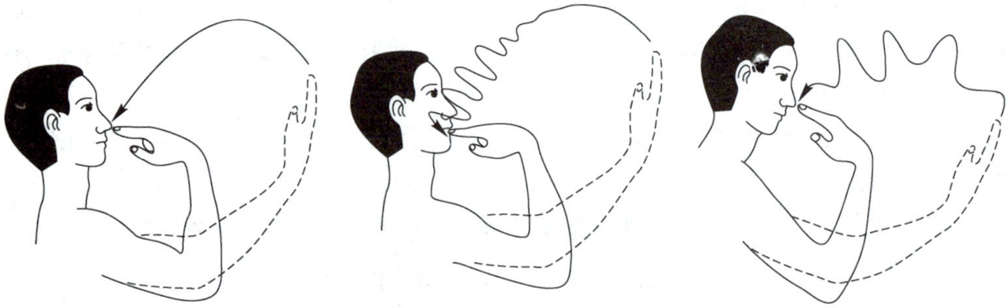

图 2-2-12 指鼻试验

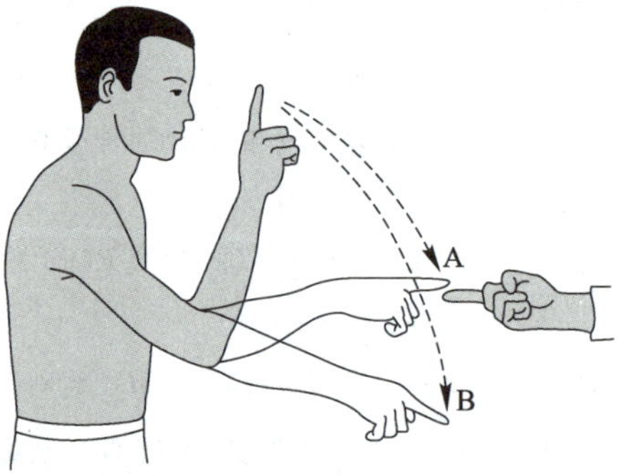

图 2-2-13 指指试验

A. 正常 B. 偏离

(2) 指指试验:检查者与被检者相对而坐,将示指放在被检者面前,让其用示指去接触检查者的示指。检查者通过改变示指的位置,来评定被检者对方向、距离改变的反应能力(图 2-2-13)。

(3) 拇指对指试验:被检者拇指依次与其他 4 指相对,速度逐渐加快。

(4) 轮替动作试验:被检者双手张开,一手向上,一手向下,交替动作;或双手握拳、伸开,可以同时进行或交替进行(一手伸开,一手握拳),速度逐渐加快。

(5) 跟-膝-胫试验:被检者仰卧位,抬起一侧下肢,先将足跟放在对侧的膝关节上,再沿胫骨前缘向下移动。

(6) 拍地试验:被检者足跟触地,足尖抬起做拍地动作,可以双脚同时或分别进行。

(五) 步态分析

步态(gait)是人体正常行走时的姿态。步态分析是利用生物力学和运动学的手段,分析患者行走功能是否正常,确定步态异常的原因,为康复治疗提供依据。常见异常步态有以下几种。

1. 偏瘫步态　患者向前迈步时腿经外侧回旋向前,出现画圈步,上肢常呈现屈曲内收,停止摆动。常见于脑卒中(图 2-2-14)。

2. 截瘫步态　患者双下肢因肌张力高而始终伸直,甚至足着地时伴有踝阵挛,出现交叉步或剪刀步。常见于脊髓损伤。

3. 脑瘫步态　患者行走中双膝相互靠近摩擦,呈现剪刀步或交叉步。见于痉挛型脑瘫(图 2-2-15)。

4. 蹒跚步态　患者行走时摇晃不稳,不能走直线,步幅不一,状如醉汉,又称酩酊步态。见于小脑损伤导致的共济失调。

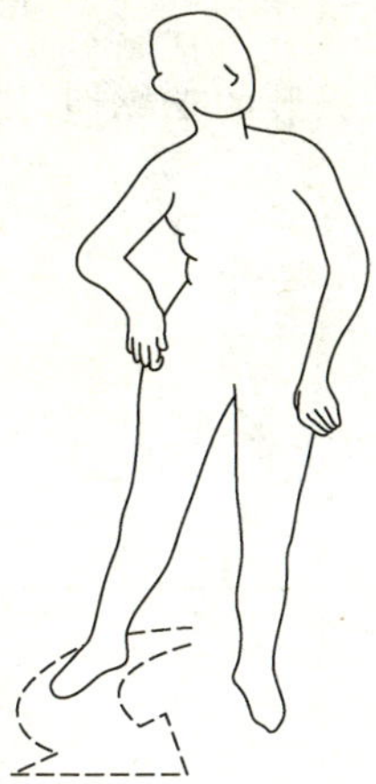

图 2-2-14　偏瘫步态

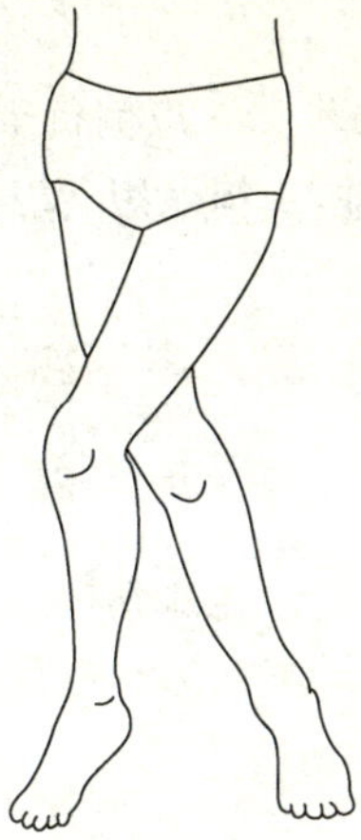

图 2-2-15　脑瘫步态

5. 慌张步态　患者上肢无摆动动作，步幅短小，行走快速，不能随意停止或转向，又称前冲步态。见于帕金森病(图 2-2-16)。

6. 臀大肌无力步态　患者伸髋无力，足跟着地后常用力将躯干后仰，使重力线落在髋关节后以维持被动伸髋，同时绷直膝部，形成仰胸凸腹的姿态(图 2-2-17)。

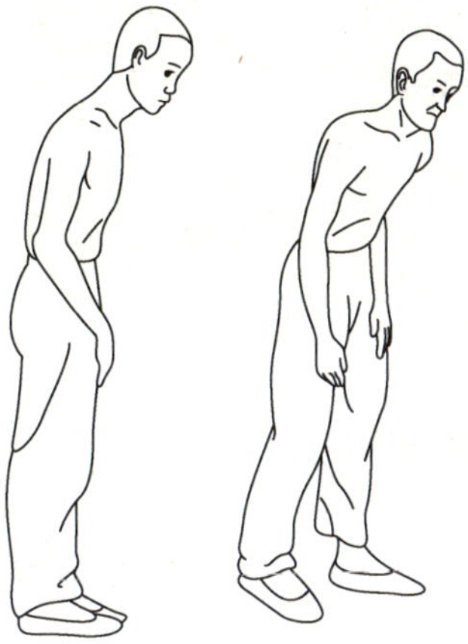

图 2-2-16　慌张步态

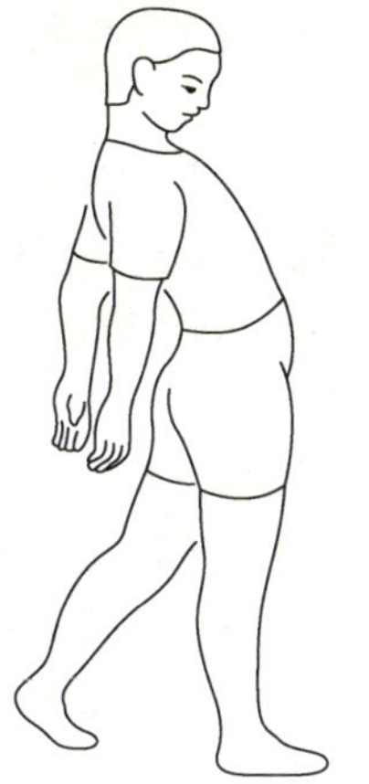

图 2-2-17　臀大肌无力步态

7. 臀中肌无力步态　患者不能维持髋的侧向稳定，行走时上身向患侧弯曲，以防止对侧髋部下沉并带动对侧下肢提起和摆动。当双侧臀中肌受损时，步行时上身左右摇摆，形如鸭子走步，又称鸭步。

8. 股四头肌无力步态　患者伸膝无力，膝关节被动伸直，并使躯干向前倾斜。如果伴伸髋肌无力，患者需要俯身用于按压大腿使膝伸直。

9. 胫前肌无力步态　患者踝背伸无力，下肢在摆动时呈足下垂，需要通过屈髋、屈膝以防止足下垂，呈现跨槛步或跨栏步。

10. 短腿步态　双腿长度差超过 3 cm，患者支撑时可见骨盆及肩下沉，呈现斜肩步。

11. 疼痛步态　患侧负重疼痛时，患者会尽量减少患肢的支撑期，使对侧下肢跳跃式快速前进，步幅缩短，又称短促步。

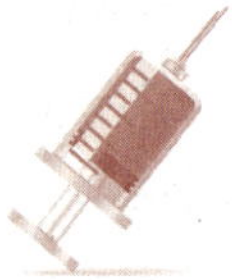

复习思考题

一、填空题

1. 临床常用的肌力评定方法有2种，即＿＿＿＿＿＿、＿＿＿＿＿＿。
2. 慌张步态见于＿＿＿＿＿＿＿＿。

二、名词解释

1. 肌力　2. 协调

三、单项选择题

1. 运动功能评定不包括(　　)。
A. 肌力　B. 肌张力　C. 关节活动度　D. 步态分析　E. ADL
2. 关节活动度的检查方法包括(　　)。
A. 通用量角器法　B. 方盘量角器法
C. 距离法　D. 以上3项均是
E. 以上3项均不是
3. 关节活动度过大见于(　　)。
A. 神经损伤　B. 肌肉瘫痪
C. 关节粘连　D. 韧带挛缩
E. 肌肉断裂
4. 关节活动范围测量注意事项中，不当的是(　　)。
A. 病人及检查的体位正确
B. 充分暴露受检关节
C. 只测量关节的主动活动范围
D. 健侧及患侧关节应对比测量
E. 先测量关节的主动活动范围，再检查被动活动范围
5. 检查髋关节内旋、外旋活动度时，正确的受检体位是(　　)。
A. 仰卧或侧卧，对侧下肢伸直
B. 侧卧，被测下肢在上，或俯卧于桌上，对侧下肢下垂
C. 仰卧，双下肢伸直
D. 仰卧，双小腿于床缘外下垂
E. 解剖位
6. 肩关节外展的正常范围是(　　)。
A. 0°～120°　B. 0°～130°

C. 0°～160° D. 0°～170°

E. 0°～180°

7. 以下关节活动度测量结果记录正确的是(　　)。

A. 135°(130°) B. 130°(135°)

C. 0°～135°(0°～130°) D. 0°～130°(0°～135°)

E. 0°～135°

8. 患者处于仰卧位，其上肢可以在滑板上自主完成肩关节外展活动，其肩外展肌力至少为(　　)。

A. 1级 B. 2级 C. 3级 D. 4级 E. 5级

9. 一体重60 kg的患者连续3次用握力计测量右手握力，分别得到24 kg、30 kg、42 kg，那么该患者右手的握力指数是(　　)。

A. 40 B. 50 C. 70

D. 53 E. 无法判断

10. 一体重50 kg的患者连续3次用握力计测量右手握力，分别得到24 kg、26 kg、23 kg，那么该患者右手的握力(　　)。

A. 正常 B. 不正常

C. 患者不配合 D. 握力计有问题

E. 无法判断

11. Ashworth痉挛评定量表是用于评定(　　)的方法。

A. 肌力 B. 肌张力

C. 关节活动度 D. 语言功能

E. 平衡功能

12. 根据Ashworth痉挛评定量表，正常肌张力为(　　)。

A. 0级 B. Ⅰ级

C. Ⅱ级 D. Ⅲ级

E. 无法判断

13. 根据改良Ashworth痉挛评定量表，$Ⅰ^{+}$级的肌张力表现为(　　)。

A. 在ROM末出现最小的阻力

B. 在ROM后50%突然卡住及最小的阻力

C. 在ROM的大部分肌张力增加，能较正常地被移动

D. 严重增高，被动运动困难

E. 正常

14. 鸭步步态属于(　　)。

A. 臀大肌步态 B. 臀中肌步态

C. 偏瘫步态 D. 痉挛性脑瘫步态

E. 股四头肌无力步态

15. 剪刀步态见于(　　)。

A. 脑卒中 B. 脑瘫

C. 共济失调　　D. 帕金森病

E. 腓总神经损伤

16. 一位指鼻试验阳性的患者在进行康复治疗时，应首选（　　）。

A. 平衡、协调训练　　B. 肌力训练

C. 耐力训练　　D. 步态训练

E. 无需训练

（刘　瑾）

第三节　心肺功能评定

学习目标

1. 掌握心肺功能评定方法。
2. 熟悉心功能分级及基本肺容积。
3. 了解心肺功能的评定内容。

典型案例

男性，59岁，因劳力性心前区钝痛，向左臂放射，伴大汗，轻度恶心入院。患者近2年来类似症状间断发作，每次发作持续3～5 min，通常因劳累诱发，舌下含服硝酸甘油可缓解。自上个月以来，发作较为频繁，有时出现在休息时，最近48 h内，在休息或轻微体力活动时胸痛发作多次。

请问：1. 以上病例可能是哪一类疾病？

2. 请为患者提供心功能的康复评定。

心肺功能的康复是临床康复治疗的重要内容，康复专业人员在实施康复治疗之前皆要对患者进行心肺功能的评定。心肺功能评定可作为检测康复治疗效果的手段，因此，康复护理人员需要掌握心肺评定相关的基础知识和方法。

一、评定方法

临床常用的心功能评定方法包括对体力活动的主观感觉分级和心脏负荷试验。肺功能评定方法包括基本肺容积和肺通气功能测定。

二、评定内容

（一）心功能评定

1. 心功能分级（美国心脏协会）　见表2-3-1。

表 2-3-1 心功能分级

心功能分级	临床症状
Ⅰ级	患有心脏疾病，其体力活动不受限，一般体力活动不引起心悸、疲劳、呼吸困难或心绞痛
Ⅱ级	患有心脏疾病，其体力活动稍受限，休息时感到舒服，一般体力活动可引起心悸、疲劳、呼吸困难或心绞痛
Ⅲ级	患有心脏疾病，其体力活动大受限制，较一般体力活动轻的活动可引起心悸、疲劳、呼吸困难或心绞痛
Ⅳ级	患有心脏疾病，不能从事任何体力活动，在休息时也有心功能不全或心绞痛症状，任何体力活动都会加重其症状

2. 心脏负荷试验　目前常用的心脏负荷试验方案有运动平板、功率踏车和简易运动试验。可根据受试者的体质状态、疾病性质和自身承受能力选择适合的试验方案。

（二）肺功能评定

肺功能评定包括基本肺容积和肺通气功能测定。基本肺容积是指安静状态下呼吸的气量变化，可分为潮气量、补吸气量、补呼气量和残气量；肺容量一般指特定呼吸状态下肺容纳的气体量，可分为肺活量、时间肺活量、功能残气量等。

【知识拓展】

慢性阻塞性肺疾病的危害

慢性阻塞性肺疾病的危害包括：① 自发性气胸，② 呼吸衰竭，③ 慢性肺源性心脏病和右心衰竭，④ 胃溃疡，⑤ 睡眠呼吸障碍等。

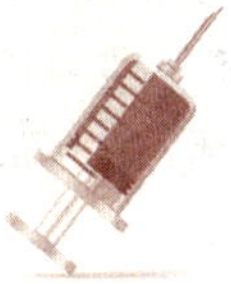

复习思考题

简答题

1. 临床上心功能评定方法常用哪几种？
2. 常用肺功能评定方法包括哪些？

（刘福青）

第四节　言语功能评定

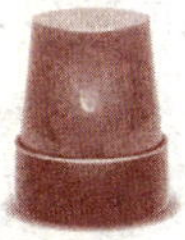

学习目标

1. 掌握言语功能评定的方法及评定内容。
2. 熟悉失语症的评定内容。
3. 了解构音障碍的分类。

典型案例

李某，男，74岁，退休教师。近几日出现语言异常，发音不准确，有部分生活用品不能叫出其名。家属叙述：患者近几日自感头部不适，偶尔出现呕吐现象，右侧肢体活动不利，意识尚可。入院诊断：脑血栓（左侧颞叶）。既往高血压病史20余年，吸烟（30年，每2天1包），少量饮酒。入院查体：T 36.8℃，P 80次/min，Bp 225/110 mmHg，R 20次/min。意识可。不能准确回答提问，语速缓慢，甚至不能说出常用物品名称。余未见异常。在神经内科经2周治疗，现病情稳定，生命体征平稳，转入康复医疗科治疗。

请问：1. 为明确下一步治疗方案，需要给该患者进行哪些检查？
2. 该患者存在哪些语言功能障碍？

语言是人类最重要的交际工具，也是人类特有的能力。人们在日常生活中语言和言语两个词往往混用，并不会影响意思的理解，但是从言语治疗的角度，二者往往有所区别。

言语和语言功能的评定是通过观察、交流与评分、记录等方法确定患者有无言语和语言功能障碍及障碍的类型、性质和原因，对障碍的程度、恢复的可能性进行评价，为言语和语言康复训练计划的制订、修改和疗效评估提供客观依据。

一、评定方法

目前比较常用的言语评价方法有以下几种。失语症的评定方法包括：① 波士顿失语诊断测试：包括语言功能和非语言功能检查两部分。② 西方失语成套测验：国内正逐渐推广该方法。③ 汉语失语检查法：是参考前两种方法结合汉语的特点编制而成，已规范化和标准化。内容包括口语表达、听理解、阅读、书写、其他神经和心理学检查及利手测定6项。构音障碍的评定方法包括反射（咳嗽、吞咽）、呼吸、唇、舌、颌、腭、喉、言语8个项目26个测验，对解剖、生理和感觉进行检查，而达到评定目的。

二、评定内容

1. 失语症　是由于脑部损伤使已获得的语言能力受损或丧失的一种语言障碍综合征，表现为语言的表达和理解能力障碍。

失语症的评定应排除意识障碍、感觉缺失、精神异常等情况造成的语言障碍。失语症患者除表现为听、说、读、写4个方面的障碍外，还包括其他高级信号系统的障碍，如计算困难、乐谱阅读困难等。失语症最常见的病因是脑血管意外、颅脑损伤、脑肿瘤等。常见的失语类型有运动性失语、感觉性失语、传导性失语、命名性失语、经皮运动性失语、经皮感觉性失语和完全性失语。

2. 构音障碍　是指由于发音器官神经肌肉的病变而引起发音器官的肌肉无力、肌张力异常以及运动不协调等，产生发声、发音、共鸣、韵律等言语运动控制障碍。

一般根据病因可将构音障碍分为 3 类：器质性构音障碍、功能性构音障碍和运动性构音障碍。器质性构音障碍是由于发音构音器官的结构异常所致，如腭裂；功能性构音障碍往往找不出病因，仅表现为固定状态的错误构音；运动性构音障碍是由于神经肌肉病变导致发音器官的肌肉无力、瘫痪，肌张力异常和运动不协调。临床上以运动性构音障碍为多见。

【知识拓展】

脑血管疾病致残的范围

脑血管疾病致残的范围非常大，包括：① 最常见的感觉和运动功能障碍（偏瘫多见）。② 言语交流障碍（如失语和构音障碍）。③ 认知功能障碍（如失认症、视觉空间障碍等）。④ 心理和情感障碍（如强哭强笑、抑郁等）。⑤ 自主神经功能障碍等多方面的问题。

复习思考题

一、名词解释

1. 失语症　　2. 构音障碍

二、简答题

1. 失语症的常见病因有哪些？
2. 临床上常见的构音障碍分哪几种类型？分别是什么？

（刘福青）

第五节　感知能力评定

学习目标

1. 掌握感觉功能评定方法及内容。
2. 掌握认知功能评定方法及内容。

典型案例

王某，男，34 岁，因进行性左手无力 2 年入院。查体：意识清楚，言语流利，智能正常。左手小指外展位，环指与小指近端指间关节活动障碍，手指不能分开与合拢，以尺侧明显；左上肢腕以下、左手尺侧两指针刺觉减退；两点辨别觉、图形觉差，实体觉缺失，左侧指鼻、轮替动作笨拙。余正常。

请问：1. 该患者出现的"针刺觉减退，两点辨别觉、图形觉差，实体觉缺失"属于哪方面的障碍？

2. 试分析感觉障碍的原因。

感觉（sensation）是人脑对直接作用于感觉器官的客观事物的个别属性的反映。个别属性包括大小、形状、颜色、坚实度、湿度、味道、气味、声音等。感觉分为躯体感觉和内脏感觉两大类，其中躯体感觉是康复评定中重要的部分。

认知（cognitive）是人们了解外界事物的活动，即知识的获得、组织和应用的过程。

一、评定方法

感知能力评定需借助一些试验，通过对试验结果进行综合分析，而判断感觉和认知障碍的类型及病因。

二、评定内容

（一）感觉功能评定

根据感觉器对刺激的反应或感受器所在部位的不同，躯体感觉分为浅感觉（触觉、痛觉、温度觉）、深感觉（运动觉、位置觉、振动觉、压痛）和复合感觉（两点辨别、数字识别）。浅感觉障碍表现为感觉丧失、感觉迟钝、感觉过敏、感觉倒错；深感觉障碍主要表现为协调障碍，即运动失调；复合感觉障碍表现为实体感觉丧失。

1. 浅感觉检查

（1）痛觉：用大头针的针尖轻刺被检者皮肤，询问有无疼痛感觉，两侧对比并记录感觉障碍的类型与范围。

（2）触觉：用棉签或软纸片轻触被检者的皮肤或黏膜，询问有无感觉。

（3）温度觉：用 2 支试管分别装有冷水（5～10℃）和热水（40～50℃）交替接触被检者的皮肤，让其辨出冷、热感觉。

2. 深感觉检查

（1）关节觉：包括位置觉和运动觉。① 位置觉：让被检者闭目，检查者将其肢体移动并停止在某种位置上，让其说出肢体所处位置或用另一肢体模仿出来。② 运动觉：让被检者闭目，检查者在一较小范围内活动其肢体，让其说出肢体运动的方向。

（2）振动觉：让被检者闭目，检查者将每秒振动 256 次的音叉放置于其身体的骨骼突出处，如胸骨、肩峰、鹰嘴等处，询问其有无振动感，并注意振动感持续的时间，进行左右对比。

3. 复合感觉检查

(1) 皮肤定位觉：让被检者闭目，检查者轻触被检者的皮肤，让其指出被触部位。正常误差手部<305 mm，躯干<1 cm。

(2) 两点辨别觉：检查者用两脚规刺激被检者的皮肤两点，若被检者有两点感觉，则缩小两脚规的距离，直到被检者感觉为一点为止。

(3) 图形觉：被检者闭目，用笔或棉签在其皮肤上画图形(方形、圆形、三角形等)或写简单数字，让被检者分辨。

(4) 实体觉：被检者闭目，将其日常生活中熟悉的某物品放其手中，让被检者辨认该物的名称、大小和形状等，并进行双侧对比。

(二) 认知功能评定

1. 失认症评定

(1) Albert 划杠试验：在一张 16 开白纸上按一定规律分布 40 条 2.0 cm 长的线，让被检者将线条全部划掉。漏划 1～2 条为无忽视，漏划 3～23 条为可能忽视，漏划超过 23 条为单侧忽视。

(2) 画钟试验：要求被检者在一张白纸上独立画出一个时钟，并标出指定的时间。计分方法：① 画出闭锁的圆，1 分。② 将数字安置在表盘的正确位置，1 分。③ 表盘上包括全部 12 个正确的数字，1 分。④ 将指针安置在正确的位置，1 分。评价标准：3 分表示有轻度认知功能下降或轻度障碍，2 分为中度认知功能障碍，1 分为重度认知功能障碍。

2. 失用症评定　失用症是在运动、感觉、反射均无障碍的情况下，被检者不能按命令完成以前会做的动作。

(1) 结构性失用：① 临摹立方体，② 用火柴棒拼图，③ 积木堆砌。

(2) 运动性失用：① 让被检者按命令执行上肢各种动作，如梳头、指鼻、鼓掌等；② 让被检者按口令执行吹口哨、鼓腮、伸舌等动作。

(3) 意念性失用：让被检者按照指令要求完成系列动作，发生动作顺序错误及动作本身错误为阳性。

【知识链接】

言语康复师的就业前景

言语听觉科学专业如今在国外已是一门比较成熟的学科。在美国大约有 7 万余名言语病理学家和 3 万余名听力学家为听觉、言语、语言障碍患者提供服务。巴西、印度、韩国等国家的言语听觉科学发展情况和美国较为接近。由于这些国家有先进的理念和专业的康复设备，康复率都在 80%以上。目前，我国言语听觉专业的从业人员在数量与质量上均远低于世界平均水平，现有从业人员 8 000 余人，其中经专业培训达本科以上水平的仅数十人，相比 2 000 多万听力障碍患者，“缺口”巨大。

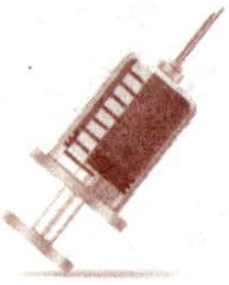

复习思考题

一、填空题

复合感觉包括皮肤定位觉、__________、__________、__________。

二、单项选择题

1. 温度觉测量时冷水的温度是(　　)。

A. －4～0℃　　B. 0～4℃　　C. 0～10℃

D. 5～10℃　　E. 以上均可

2. 温度觉测量时热水的温度为(　　)。

A. 60～70℃　　B. 59～60℃　　C. 30～40℃

D. 40～50℃　　E. 以上均可

3. 让患者闭目，检查者将其肢体置于一定位置，由患者用另一肢体模仿，是检查患者的(　　)。

A. 运动觉　　B. 位置觉　　C. 定位觉

D. 实体觉　　E. 以上都不是

4. 让患者闭目，用手触摸其常用的小物件(如硬币、钥匙等)，可感知物体但不能说出物体名称，提示患者(　　)感觉缺失。

A. 触觉　　B. 精细触觉　　C. 两点辨别觉

D. 实体觉　　E. 无法判断

5. 将振动 256 Hz 的音叉放置于患者的内踝处，患者仅能感觉到有物体接触，而不能感知振动感，提示患者(　　)。

A. 触觉减退　　B. 触觉消失　　C. 振动觉减退

D. 振动觉消失　　E. 无法判断

【小结】

- 康复评定
  - 日常生活活动能力评定
    - 方法：直接评定与间接评定
    - 内容：Barthel 指数评定与功能独立性评定
  - 运动功能评定
    - 方法：观察法、量表法、器械法等
    - 内容：关节活动度、肌力、肌张力、平衡与协调、步态分析
  - 心肺功能评定
    - 方法：主观、客观
    - 内容：心功能、肺功能

- 言语功能评定
  - 方法：波士顿失语诊断测试、西方失语成套测验、汉语失语检查法
  - 内容：失语症、构音障碍
- 感知能力评定
  - 感觉功能评定
    - 浅感觉评定：痛觉、触觉、温度觉
    - 深感觉评定：关节觉、振动觉
    - 复合感觉评定：皮肤定位觉、两点辨别觉、图形觉、实体觉
  - 认知功能评定
    - 失认症评定
    - 失用症评定

（刘　瑾）

第三章　常用康复护理技术

第一节　物 理 疗 法

学习目标

1. 掌握电疗法、运动疗法的操作、适应证及禁忌证。
2. 熟悉紫外线疗法、红外线疗法、激光疗法的护理要点。
3. 了解超声波疗法、磁疗法、温热疗法的适应证。

典型案例

刘某，男 45 岁，清洁工人，车祸致脑外伤半年。查体：右侧偏瘫，Brunnstrom 分级上肢 3 级，手 3 级，下肢 4 级；平衡：端坐 3 级，站立位 2 级；肌张力：(MAS)上肢屈肌 2 级，下肢伸肌 3 级，躯干伸肌张力较高；ADL：BI 评分 80 分，其中洗澡、上下楼梯、穿裤子需要依赖帮助；认知无明显障碍。

请问：1. 该患者应选择何种物理治疗方法？

2. 试给出该患者的治疗方案。

物理疗法(physical therapy，PT)是指通过主动和被动的方式，利用个体自身的肌肉收缩和关节活动，并借助于各种物理因子(如电、光、声、磁、冷、热、水、力等)来治疗疾病、恢复与重建功能的一种治疗方法，是康复治疗的主要手段之一。

一、电疗法

(一) 直流电疗法

直流电疗法是使用低电压的平稳直流电通过人体部位以治疗疾病的方法，是最早应用的电疗法之一。

(二) 低频电疗法

频率 1 000 Hz 以下的脉冲电流称为低频电流。应用低频脉冲电流治疗疾病的方法谓之低频电疗法。

1. 治疗作用

(1) 主要作用:兴奋神经肌肉组织,镇痛,促进局部血液循环。

(2) 其他作用:促进伤口愈合,促进骨折愈合,消炎,催眠。

2. 常用的低频电疗法

(1) 经皮电刺激神经疗法:是通过皮肤将特定的低频脉冲电流输入人体以治疗疼痛的电疗方法,主要作用是镇痛。

(2) 神经肌肉电刺激疗法:是应用低频脉冲电流刺激肌肉使其收缩,以恢复其运动功能的方法。其主要作用是治疗失用性肌肉萎缩;增加和维持关节活动度;促进肌肉运动再学习和易化作用;减轻肌肉痉挛;促进失神经支配肌肉的恢复;替代矫形器或代偿肢体和器官已丧失的功能。带心脏起搏器者、恶性肿瘤部位、有出血倾向者等禁用。

(3) 功能性电刺激疗法:是使用低频脉冲电流刺激失去神经控制的肌肉,使其收缩,以替代或矫正器官及肢体已丧失的功能。其主要作用是替代或矫正器官及肢体已丧失的功能,促进功能重建。带心脏起搏器者、恶性肿瘤部位、有出血倾向者等禁用。

(三) 中频电疗法

应用频率(1~100)kHz 的电流以治疗疾病的方法,称为中频电疗法。目前中频电疗法实际应用的频率为(1~10)kHz。

1. 治疗作用

(1) 镇痛。

(2) 促进局部血液循环。

(3) 锻炼肌肉,预防肌萎缩、提高平滑肌张力、调整自主神经功能。

(4) 软化瘢痕、松解粘连。

(5) 消炎。

2. 常用的中频电疗法

(1) 音频电疗法:应用频率(1~100)kHz 的正弦电流以治疗疾病的方法,称为等幅中频正弦电疗法,又称音频电疗法。其主要作用是消炎消肿、镇痛止痒、软化瘢痕和松解粘连。

(2) 干扰电疗法:应用干扰电流以治疗疾病的方法,称为干扰电疗法,分为静态干扰电疗法、动态干扰电疗法和立体干扰电疗法。其主要作用是镇痛、促进血液循环、锻炼肌肉。有出血倾向、恶性肿瘤、活动性结核、局部有金属固定物、体内植入心脏起搏器者禁用。

(3) 调制中频电疗法:是应用频率为(2~5)kHz,调制频率 10~150 Hz 的调制中频电流治疗疾病的方法。其主要作用是镇痛、促进血液循环、锻炼肌肉、提高平滑肌张力、消炎和调节自主神经功能。

(四) 高频电疗法

应用频率高于 100 000 Hz(100 kHz)的电磁波以治疗疾病的方法称为高频电疗法。临床可用于许多急性、慢性病的治疗,还可应用于残疾的康复和恶性肿瘤的治疗。

1. 作用特点　高频电流通过人体时能在组织内产生热与非热效应。

(1) 高频电在组织内可产生热效应，为深部透热疗法中的代表方法。其主要作用是镇痛、消炎、改善局部血液循环及降低肌张力。

(2) 非热效应即为高频电作用人体时，引发的生物物理效应，无温热感觉。非热效应可以影响机体的生物学过程，如增强白细胞的吞噬功能，促进纤维结缔组织、神经纤维的再生，抑制急性炎症等。

2. 适应证与禁忌证

(1) 适应证：炎症、疼痛、急性损伤等。如血栓闭塞性脉管炎、骨关节炎、风湿性关节炎、肩周炎、颈椎病、扭挫伤、神经炎、神经根炎、坐骨神经痛、脊髓灰质炎等。

(2) 禁忌证：携带心脏起搏器，重症心力衰竭，体温调节障碍及感觉障碍，体内局部有金属异物，恶性肿瘤，活动性肺结核，出血或有出血倾向者，孕妇的腰腹部等。

3. 常用的高频电疗法

(1) 短波疗法：即应用波长为 10～100 m 的高频交流电在体内产生的电磁场作用于人体以治疗疾病的方法。

(2) 超短波疗法：即应用波长为 1～10 m 的高频交流电作用于人体以达到治疗目的的方法。常用电容电场治疗，亦称超高频电场疗法。主要生物学效应是热效应及非热效应，对全身各个系统都有一定的作用。

(3) 微波疗法：是应用波长为 1 mm～1 m 的高频电磁波作用于人体以治疗疾病的方法。根据波长不同可将微波分为分米波(波长 0.1～1.0 m)、厘米波(波长 1～10 cm)、毫米波(波长 1～10 mm)。

(4) 高频电热疗法：即应用高频电的热作用治疗恶性肿瘤的方法。

二、光疗法

光疗法是利用光的辐射能以预防和治疗疾病的理疗方法。光疗法多按照所应用的光源的性质进行分类，如紫外线疗法、可见光疗法、红外线疗法和激光疗法等。

(一) 紫外线疗法

紫外线是太阳光谱中波长 180～400 nm 的一段光谱。其治疗作用主要是杀菌、消炎、止痛、促进伤口愈合、脱敏、抗佝偻病和骨软化症、提高免疫功能等。

(二) 红外线疗法

红外线可分为两段：波长 1.5～1 000 μm 的波段为远红外线(长波红外线)，波长 0.76～1.50 μm 的波段为近红外线(短波红外线)。应用红外线治疗疾病的方法称为红外线疗法。本疗法适用于软组织扭挫伤恢复期，肌纤维组织炎，关节炎，神经痛，软组织炎症感染吸收期，伤口愈合迟缓，慢性溃疡，压疮，烧伤，冻伤，肌痉挛，关节纤维性挛缩等。对有出血倾向、高热、活动性肺结核、重度动脉硬化症的患者禁用。

(三) 激光疗法

激光是受激辐射光放大而产生的光，又称 Laser。激光疗法是利用激光器发出的光进行疾病治疗的一种方法。

三、超声波疗法

超声波是指频率在 20 000 Hz 以上，不能引起正常人听觉反应的机械振动波。频率为 0.5～2.5 MHz 的超声波有一定的治疗作用。将超声波作用于人体以达到治疗疾病和促进康复目的的方法称为超声波疗法。目前，国内临床上常用的频率一般为 0.8～1.0 MHz。

（一）治疗作用

1. 镇痛。

2. 改善血液循环。

3. 松解粘连、软化瘢痕。

4. 促进骨折愈合。

5. 高能聚焦超声波具有治疗肿瘤的作用。

（二）常用的超声波治疗方法

1. 直接接触法　将超声波头直接与治疗部位的皮肤接触进行治疗。此时在皮肤和声头之间应加耦合剂。

2. 间接接触法　水下法；辅助器治疗法；聚集治疗法，特别适用于肿瘤的治疗。

四、磁疗法

磁疗法是利用磁场作用于人体以治疗疾病的方法。

（一）治疗作用

1. 镇痛　磁疗有较好的镇痛作用，常用于治疗各种疼痛，如软组织损伤、神经痛、炎性疼痛、内脏器官疼痛等。

2. 镇静　磁疗可改善睡眠状态，缓解肌肉痉挛，降低肌张力。中药磁石有宁心安神、平肝潜阳作用。常用于神经症、睡眠障碍的治疗。

3. 消肿　磁疗对软组织损伤、外伤性血肿、冻伤、烫伤、炎症等有明显消肿止痛的作用。

4. 消炎　磁场无明显的直接抑菌作用，但有一定的消炎作用，这与磁场能改善微循环、消肿、增强免疫功能等有关。

5. 调节心血管系统的功能　低强度恒磁场（15～50 mT）可用于治疗冠状动脉粥样硬化性心脏病（简称冠心病）或早期高血压患者。多数患者在治疗后一般状况能得到改善，血压下降，脉率减慢。

（二）常用的磁疗治疗方法

1. 磁片贴敷法　即用胶布或其他方法将磁片固定在治疗部位（病灶、穴位）进行治疗。

2. 动磁场疗法　该磁疗法的磁头会发热，要防止烫伤。

（三）适应证与禁忌证

1. 适应证　内科疾病（如喘息性支气管炎、支气管哮喘、高血压、冠心病、急慢性胃炎、慢性结肠炎、胃和十二直肠溃疡、类风湿关节炎等），外科疾病（如急慢性软组织损伤、血栓闭塞性脉管炎、骨关节病、肋软骨炎、肩关节周围炎、网球肘、腱鞘炎、冻疮、前列腺炎、血肿、滑囊炎、残肢痛等），神经科疾病（如神经症、三叉神经痛、面肌抽搐、血管性头痛、神经炎等），其他疾病（如皮肤科、眼科、妇科、耳鼻喉科等多种疼痛性、炎性疾病）。

2. 禁忌证　磁疗法目前尚未发现有绝对禁忌证，但下列情况一般不用磁疗法：严重心肺功能衰竭者，白细胞总数在 $4.0\times10^{9}/L$ 以下者，出血或有出血倾向者，体质极度衰弱或过敏体质者，孕妇。

五、温热疗法

温热疗法简称热疗，是以热源为介质、将热作用于人体以治疗疾病的方法。比较经典的热疗法有石蜡疗法、泥疗法、沙疗法、蒸汽疗法、坎离砂疗法、化学热袋疗法和电热疗法。

六、运动疗法

运动疗法是指以徒手以及应用器械进行运动训练来治疗伤、病、残患者，恢复或改善其功能障碍的方法（主要利用物理学中的力学因素）。

（一）分类

1. 按运动方式分类

（1）主动运动：是指运动治疗时，患者需要主动收缩肌肉才能完成的运动。根据运动时有无外力的参与又分为随意运动、助力运动和抗阻力运动。

（2）被动运动：是指在运动治疗中肢体完全处于放松状态，患者不用力，肌肉没有收缩，动作的发生和完成的整个过程全部由外力来完成。这种外力可以来自于器械或手力。

2. 按肌肉收缩方式分类

（1）等长运动：是指肌肉收缩时肌肉的张力（力量）增加，但关节不产生肉眼可见的运动（肌肉的长度没有明显的变化），又称为等长收缩或静力性收缩。

（2）等张运动：是指肌肉收缩时肌肉的张力（力量）基本保持不变，但肌纤维长度缩短或延长，由此导致关节发生肉眼可见的运动，又称为等动力性收缩。

（3）等速运动：是利用专门设备，根据运动过程中肌力大小的变化来调节外加阻力，使整个关节按照预先设定的速度运动，而在运动过程中只有肌肉张力和力矩输出的增加。

（二）治疗作用

运动疗法是按照科学性、针对性、循序渐进的原则，最大限度地恢复或改善患者已经丧失或减弱的器官功能，预防和治疗肌肉萎缩、关节僵硬等并发症，其作用如下。

1. 维持和改善骨骼肌肉功能。

2. 增强心肺功能。

3. 促进和发展代偿功能。

4. 提高和增强神经系统的调节能力。

5. 改善和增强内分泌系统能力。

6. 调节精神和心理。

(三) 适应证与禁忌证

1. 适应证

(1) 神经系统疾病:包括脑卒中、颅脑损伤、儿童缺血缺氧性脑病(脑性瘫痪)、脊髓炎症或损伤、周围神经损伤、神经衰弱等。

(2) 运动器官疾病:包括四肢骨折或脱位、脊柱骨折、关节术后、颈肩腰腿痛、脊柱畸形、关节炎、烧伤后瘢痕生成、骨质疏松等。

(3) 内脏器官疾病:包括高血压、冠心病、动脉硬化、支气管炎、肺气肿、支气管哮喘、内脏下垂、胃和十二指肠溃疡、内脏手术后等。

(4) 代谢障碍性疾病:包括糖尿病、高脂血症、肥胖等。

(5) 其他:肿瘤经药物或手术治疗后、获得性免疫缺陷综合征(简称艾滋病)、戒毒后等。

2. 禁忌证　主要为感染性疾病、发热(体温 38℃以上,血白细胞数量明显增加)、器官功能失去代偿、严重衰弱等。

(四) 常用的运动治疗技术与方法

1. 关节活动技术

(1) 主动运动:常用的有各种徒手体操或器械体操。动作的设计原则是根据患者关节活动受限的方向和程度、肌力的大小及可以使用的器械,设计出一些有针对性的动作,内容可简可繁,可以个人练习,也可以将有相同关节活动障碍的患者分组集体练习。

(2) 主动助力运动:常用的有悬吊练习、滑轮练习和器械练习。

1) 悬吊练习:是利用挂钩、绳索和吊带组合将拟活动的肢体悬吊起来,使肢体在去除重力的前提下主动活动,类似于钟摆样运动。

2) 滑轮练习:是利用滑轮和绳索,通过健侧肢体的活动来帮助或带动患侧肢体的活动。

3) 器械练习:是利用杠杆原理,以器械为助力,带动活动受限的关节进行活动。应用时,要根据患者的病情及治疗目的选择相应器械,如体操棒、肋木等。

(3) 被动运动:根据力量的来源分为两种:一种是由经过专门培训的治疗人员完成的被动运动,如关节可动范围内的运动和关节松动术;另一种是借助外力由患者自己完成的被动运动,如滑轮练习、关节牵引、持续性被动活动等。

2. 关节松动技术　是指治疗者在患者关节活动允许的范围内完成的一种针对性很强的手法操作技术。具体应用时常选择关节的生理运动和附属运动作为治疗手段。

3. 软组织牵伸技术　是指拉长挛缩或短缩软组织的治疗方法。根据牵伸力量的来源、牵伸方式和持续时间,可以把牵伸技术分为手法牵伸、器械牵伸和自我牵伸

3 种。

4. 肌力训练技术

（1）主动助力运动：根据助力来源可分为徒手助力和悬吊助力运动。① 徒手助力运动：是当肌力为 1 级或 2 级时，治疗者帮助患者进行主动训练。② 悬吊助力运动：是利用绳索、挂钩、滑轮等简单装置，将运动肢体悬吊起来，以减轻肢体的自身重量，然后在水平面上进行运动锻炼。

（2）主动运动：当肌力为 3 级或以上时，让患者将需训练的肢体放在抗重力的位置上，进行主动运动。

（3）抗阻力运动：是克服外加阻力的主动训练方法，常用于肌力已达到 3 级或以上的患者。根据肌肉收缩类型可分为抗等张阻力运动（也称为动力性运动）、抗等长阻力运动（也称为静力性运动）和抗等速阻力运动。

5. 神经生理治疗技术

（1）神经发育疗法：其典型代表为 Bobath 技术、Brunnstrom 技术、Rood 技术、Kabat - Knott - Voss 技术（又称 PNF）技术。

（2）运动再学习疗法：由 7 部分组成，包含了日常生活中的基本运动功能。

6. 强制性使用运动治疗　是在生活环境中限制脑损伤患者使用健侧上肢，强制其反复使用患侧上肢。

【知识拓展】

蓝光治疗新生儿黄疸

新生儿黄疸会导致血液中游离胆红素增高，使丘脑、海马、脑室膜、小脑灰质、延髓神经核及脊髓灰质受损，造成脑细胞功能障碍，出现胆红素中毒性脑病，而引起新生儿智力受损。临床上常常采用蓝光荧光灯疗法治疗。

1. 治疗方法　可并排使用多支灯管，灯距为 50～70 cm，灯管长轴与小儿身长平行，每次每侧体表照射 30～60 min，每日 3～4 次，每次间隔 30～60 min，夜间休息；总照射时间依病情而定，可 24～400 h。

2. 注意事项

（1）维持小儿体温在 37.0～37.7℃，防止局部烫伤。

（2）保护眼睛。

（3）根据治疗过程中病情变化状况，可改换或与其他疗法联合应用。

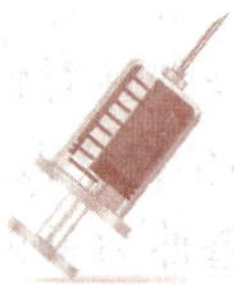

复习思考题

一、填空题

1. 物理疗法（简称为____）是指通过____和________的方式，利用个体自身的肌肉收缩和关节活动，并借助于各种________（如电、光、声、磁、冷、热、水、力等)来治疗疾病、__________的一种治疗方法,是康复治疗的主要手段之一。

2. 运动疗法是指以______以及应用器械进行运动训练来治疗_____、______、______患者,_______________的方法(主要利用物理学中的______)。

二、简答题

1. 常用的电疗法有哪些?
2. 简述紫外线疗法的治疗剂量分级标准。
3. 运动再学习包括几部分内容?如何实施?

三、病例分析

患者男性,40岁,因颈项不适伴头晕、左手麻木3个月,加重2天入院。患者入院前3个月伏案工作后出现颈项不适,同时伴有左手麻木,肩背疼痛,头晕、恶心,颈部活动受限,经多方治疗,效果均不明显。2天前外出受凉后上述症状加重,左手麻木以中指、环指为重,颈部转头不能,活动明显受限,头晕、恶心、未吐。颈椎X线片示:颈3～4、4～5椎体前缘均可见骨质增生。

针对该患者,请你给其进行康复评定,并制订一份物理治疗方案。

(郭桂华)

第二节 作业疗法

学习目标

1. 掌握作业疗法的临床应用。
2. 熟悉作业疗法的治疗作用。
3. 了解作业治疗项目。

典型案例

刘某,男,38岁,机械工人,处于手部损伤术后恢复期,有拇指对指及示、中指的对指和屈伸功能障碍,医生给出治疗方案进行作业治疗。

请问:如何进行作业治疗?哪些作业疗法适合该患者?

作业疗法(occupational therapy,OT),是应用有目的、经过选择的作业活动,对躯体和心理功能障碍者及不同程度地丧失生活自理和劳动能力的病、伤、残者,进行治疗和训练,以增强其躯体、心理、社会功能,恢复或改善其生活自理能力、学习和劳动能力，使其达到最大限度的生活自理，提高其生存质量的康复治疗方法。

一、分类

1. 日常活动　维持日常生活所必需的活动，如进食、更衣、如厕等每天反复进行的活动，教会患者如何掌握日常生活的技巧，提高其自理能力。

2. 治疗性活动　根据患者功能障碍的状况，选择与之相适应的作业活动或训练设备，以改善其运动功能(图 3-2-1，图 3-2-2，图 3-2-3)。

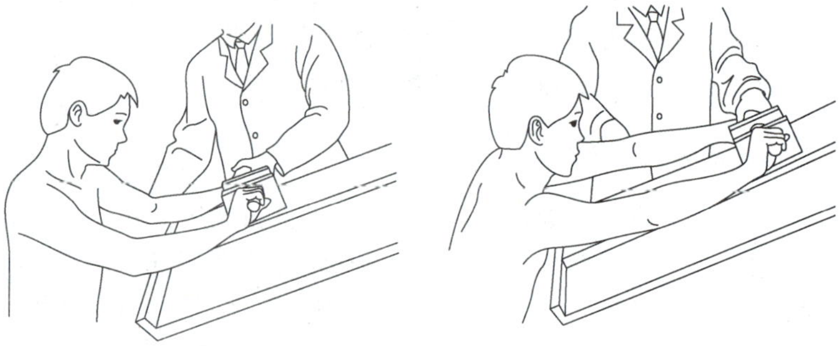

图 3-2-1　磨砂板训练

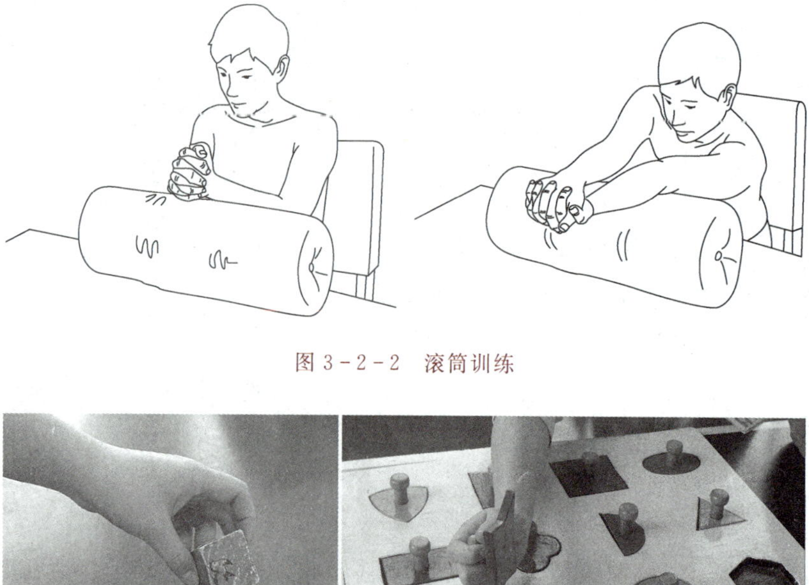

图 3-2-2　滚筒训练

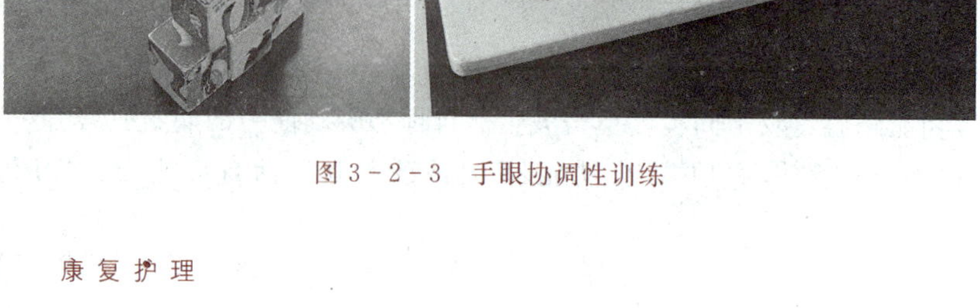

图 3-2-3　手眼协调性训练

3. 生产性活动　包含多项功能的综合训练，既有体能的训练，又有心理方面的训练，如手工艺、编织、木工等。可提高患者的兴趣，同时又提高其自信心。

4. 心理和社会性活动　通过娱乐性、艺术性活动，调节患者的心理状态，维持患者与社会的融合能力。

二、治疗作用

1. 改善躯体感觉和运动功能　通过功能性作业训练，可以改善患者肢体（尤其是上肢）的活动能力，如增大关节活动范围、增强肌力和协调性等，改善手的精细动作，改善协调性和平衡功能。躯体运动可促进全身新陈代谢，调节神经系统功能，增强体力与耐力，促进感觉的恢复。

2. 改善认知和感知功能　通过认知、感知训练，可提高病、伤、残者的注意力、记忆力、思维能力及感觉、知觉能力，增强其定时、定向力、注意力、记忆力、表达力、理解力、判断力、计算力等。

3. 改善心理状态　作业活动可分散转移患者的注意力，提高其生活兴趣，使精神放松。作业的成品可增强自主感、自我价值感，提高患者的生活信心和愉快感。某些作业活动可宣泄过激情绪或减轻罪责感，使患者恢复正常情绪，达到心理平衡。通过各种作业活动，可调节病、伤、残者的情绪和积极性，增强其克服困难的信心。同时，集体活动可克服孤独感，恢复社会交往，培养患者重返社会的意识。

4. 提高生活自理能力　通过日常生活活动训练和使用自助具，提高病、伤、残者穿衣、进食、翻身、起坐、行走、如厕等生活自理能力和家务处理能力，提高其日常生活活动能力和生活自理程度。并提高患者的职业技能，以达到自力、自立。生活和工作环境的改造有利于患者恢复正常的生活和工作。

三、临床应用

1. 适应证

（1）神经系统疾病：脑卒中、颅脑损伤、帕金森病、脊髓损伤、脊髓炎、中枢神经退行性变、周围神经伤病、老年性认知功能减退等。

（2）骨关节疾病：骨折、断肢断指再植术后、截肢后、烧伤、人工关节置换手术后、骨关节病、肩周炎、强直性脊柱炎、类风湿关节炎、手部损伤、脊髓损伤等。

（3）内科疾病：冠心病、心肌梗死、高血压、慢性阻塞性肺疾病、糖尿病等。

（4）儿科疾病：脑性瘫痪、肌营养不良、精神发育迟滞、学习困难等。

（5）精神疾病：神经症、精神分裂症康复期、焦虑症、抑郁症、情绪障碍等。

2. 禁忌证　意识不清、严重认知障碍不能合作者，危重症、心肺肝肾功能严重不全等需绝对休息者。

【知识链接】

“偏瘫之我行”

“偏瘫之我行”是南京中医药大学的学生在周末时间模拟偏瘫患者，尝试患者的生活，体会作为一名偏瘫患者，生活自理、生产劳动、娱乐休闲的难处，尝试他们所想到的作业策略。例如，偏瘫患者的背包选择拎包还是挎包，他们都做了尝试；上下楼梯，他们选择了很多模式，实践论证。男生女生穿泳衣尝试男女患者洗浴过程。分析作业活动所存在的问题，提出治疗策略或环境改造意见，他们用衣架做的搓澡器，简单实用——让国内专家为之惊叹。如此富有探索实践精神的90后大学生们，用实际行动证明了他们存在的与众不同！

复习思考题

一、填空题

1. 软组织损伤后应尽早进行被动运动的目的是＿＿＿＿＿＿。
2. 手的休息位姿势是＿＿＿＿＿＿，手的功能位姿势是＿＿＿＿＿＿。
3. 上肢协调性的作业训练有(举3个例子)＿＿＿＿＿＿、＿＿＿＿＿＿、＿＿＿＿＿＿。

二、简答题

1. 简述作业疗法的概念。
2. 简述作业疗法的基本内容、分类。

（齐国威）

第三节　言语康复疗法

学习目标

1. 掌握言语障碍与评定内容。
2. 熟悉失语症的语言康复治疗方法。
3. 了解影响言语康复的因素。

典型案例

丁某，男，59岁，石家庄市人。脑梗死20余日入院。入院时患者对周围环境反应淡漠，理解能力差，但可发音。右侧上、下肢肌力0级，肌张力低下，不能翻身，不能坐起，并伴有失语，吞咽困难，咳嗽无力。入院诊断为：① 右侧偏瘫(重度)，② 智力损伤(重度)，③ 完全性失语，④ 吞咽障碍，⑤ 运动性失用。

请问：1. 该患者属于失语症中的哪一种？

2. 给该患者制订近期和远期康复方案。

言语疗法(speech therapy，ST)是指通过各种手段对言语障碍的患者进行的针对性治疗。言语治疗的目的主要是改善患者的言语功能，手段是言语训练，或借助于交流代替(如交流板、交流手册、手语等)。

一、言语障碍与评定

言语障碍是构成言语的各个环节(听、说、读、写)受到损伤或发生功能障碍。常见的言语障碍包括失语症、构音障碍和言语失用症。

1. 评定方法

(1) 让患者阅读、书写。

(2) 与患者交谈。

(3) 仪器检查(图 3-3-1)。

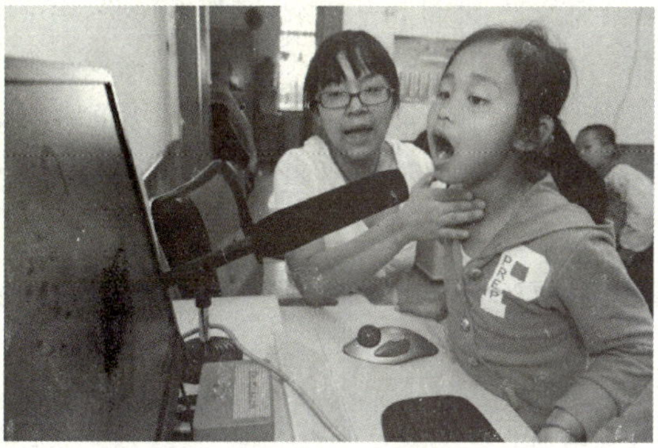

图 3-3-1　言语功能检查训练系统

(4) 标准化量表。

2. 治疗原则

(1) 早期：言语治疗开始得愈早，效果愈好，因此，早期发现有言语障碍的患者是治疗的关键。只有早期发现，才能早期开始治疗。

(2) 及时：言语治疗前应进行全面的言语功能评定，了解言语障碍的类型及程度，而制订针对性的治疗方案。治疗过程中要定期评定，了解治疗效果，或根据评定结果调整治疗方案。

(3) 循序渐进：言语治疗过程应该遵循循序渐进的原则，由简单到复杂。如果听、说、读、写等功能均有障碍，治疗应从提供听理解开始，重点放在口语的训练上。治疗内容及时间的安排要适当，避免患者疲劳及出现过多的错误。

（4）及时反馈：根据患者对治疗的反应，及时给予反馈，强化正确的反应，淡化错误的反应。

（5）主动参与：言语治疗本身是一种交流过程，需要患者的主动参与，治疗师和患者之间、患者和家属之间的双向交流是治疗的重要内容。

3. 治疗形式

（1）"一对一"训练：即一名治疗师对一名患者的训练方式。其优点是患者容易集中精力，保持情绪稳定，刺激条件容易控制，训练课题针对性强，并可及时调整（图3-3-2）。

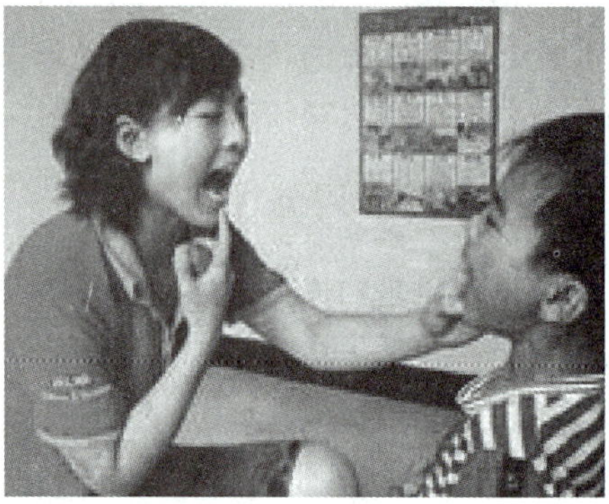

图3-3-2 "一对一"训练

（2）自主训练：患者经过一对一训练后，充分理解了语言训练的方法和要求，具备了独立训练的基础，这时治疗师可将部分需要反复训练的内容让患者进行自主训练。教材、内容由治疗师设计决定，并进行定期检查。

（3）小组训练：又称集体训练。目的是逐步接近日常交流的真实情景，通过相互接触，减少孤独感，学会将个人训练成果在实际生活中有效地应用。治疗师可根据患者的不同情况，编成小组，开展多项活动。

（4）家庭训练：应将评定及制订的治疗计划介绍和示范给家属，并可通过观摩、阅读指导手册等方法教会家属训练技术，再逐步过渡到回家进行训练。应定期检查和评估并调整训练方案及告知注意事项。

二、言语障碍的康复治疗

（一）失语症的康复治疗

失语症是脑部损伤使已获得的语言能力受损或丧失的一种语言障碍综合征，表现为语言的表达和理解能力障碍。

失语症的治疗过程是言语再学习或再训练的过程，治疗方法分为直接言语疗法和间接言语疗法。

1. 治疗目标

（1）轻度失语：改善言语和心理障碍以适应职业的需要。

（2）中度失语：发挥残存能力及改善功能以适应日常交流需要。

（3）重度失语：尽可能发挥残存能力以减轻家庭帮助。

2. 治疗时机

（1）患者意识清楚，病情稳定，能够耐受集中训练30 min左右。

（2）如果患者出现以下情况，应及时停止训练：① 全身状态不佳；② 意识障碍；③ 重度痴呆；④ 拒绝或无训练动机及要求者；⑤ 接受一段时间的系统言语训练，已达持续静止状态。

(3) 尽管失语症患者发病 3～6 个月是言语功能恢复的高峰期，但临床发现，对发病 2～3 年的失语症患者，只要坚持系统的和强化的言语训练，仍有不同程度甚至明显的改善。

3. 治疗方法

(1) 传统的措施：包括语音训练、听理解训练、口语表达训练（单词、句子和短文训练）、阅读理解及朗读训练以及书写训练。

(2) 实用交流能力训练：包括实用交流促进技术、交流策略、代偿手段训练等。

(3) 非言语交流方式的利用和训练：包括手势语、画图、电脑交流装置、交流板或交流手册等。

(二) 构音障碍的康复治疗

构音障碍是由于发音器官神经肌肉的病变而引起发音器官的肌肉无力、肌张力异常及运动不协调等，产生发声、发音、共鸣、韵律等言语运动控制障碍。

1. 治疗目标

(1) 轻度构音障碍：在保持言语可懂度的同时具有最佳的交流效果和自然度。

(2) 中度构音障碍：建立最佳的言语可懂度。

(3) 重度构音障碍：建立交流的有效方式或采用代偿手段进行交流。

2. 治疗方法

(1) 松弛训练。

(2) 发音训练：包括发音启动训练、持续发音训练、音量控制训练、音高控制训练、鼻音控制训练。

(3) 口面与发音器官训练：包括唇运动、舌运动、软腭抬高、交替运动、口轮匝肌训练（图 3-3-3）、吹泡泡训练（图 3-3-4）和使用吞咽言语治疗仪（图 3-3-5）。

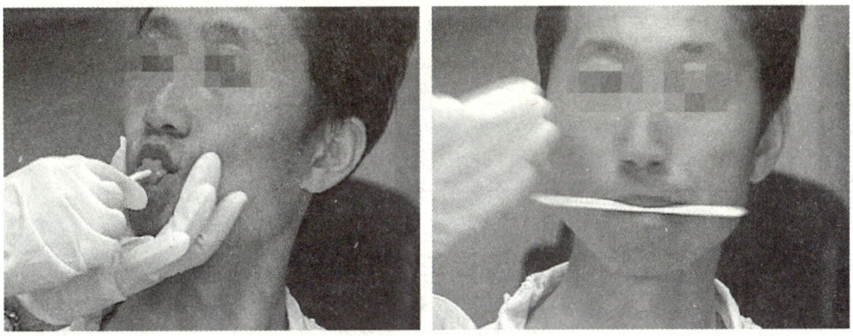

图 3-3-3　口轮匝肌的训练方法

(4) 语言节奏训练：包括呼吸控制、诗歌朗读、语调训练等。

(5) 非言语交流方法的训练：目前国内常用且简单易行的有图画板、词板、句子板等。近年来，有人采用计算机辅助交流系统来帮助重度构音障碍的患者改善言语交流障碍。

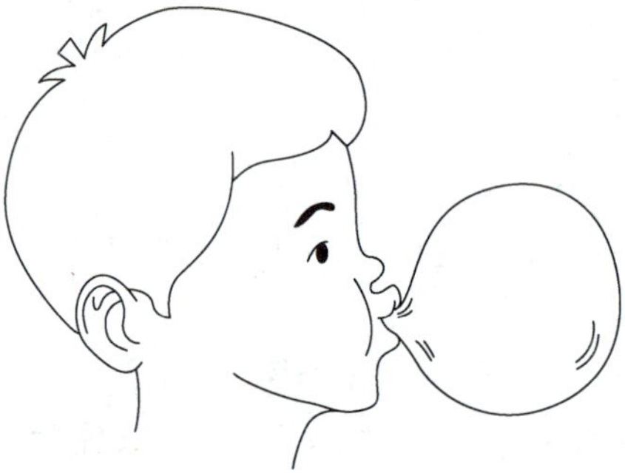

图 3-3-4 吹泡泡训练

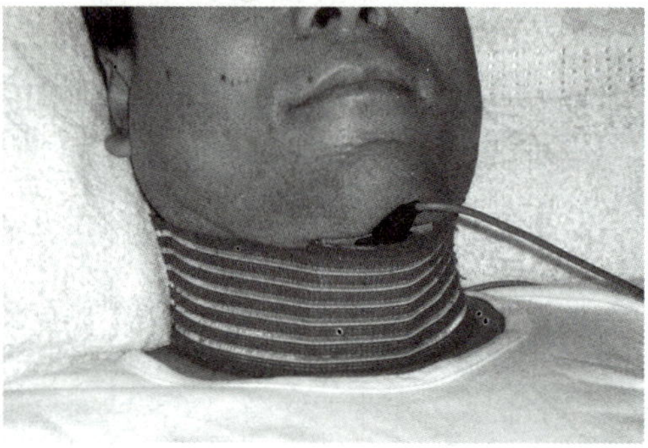

图 3-3-5 吞咽言语治疗仪

三、影响言语康复的因素

1. 病因、损伤部位和损伤的严重程度 外伤性言语障碍患者的预后可能比血管性疾病和肿瘤所致的预后要好。病变范围越大，失语越严重，预后越差。

2. 年龄和性别 患者越年轻，恢复的可能性越大。女性因两侧大脑半球的语言功能较男性相对均衡，其言语障碍恢复较男性快。

3. 智力及文化程度 患者智力及文化程度高者有较多的智力资源，可以重建新的语言功能系统，因此康复的效果相对较好。

4. 利手 左利手患者有较多能力是属于双侧大脑半球的功能，有更多的潜能来调动，因此左利手患者较右利手患者恢复快而完全。

5. 康复治疗时间 治疗开始越早效果越好，在发病 2 个月内开始治疗效果最好。

6. 其他 如环境条件及自我参与意识、自制力、心理适应状况等也是影响语言功能恢复的重要因素。

【知识链接】

失语症的发现

1. 1861 年，法国神经解剖学家、外科医生 Broca 收治了 1 例 51 岁的患者。该患者 21 年来什么也不能说，只能发“tan”，但他能理解别人的话。患者死后，经尸体解剖证明其左额叶发生病变。1865 年，Broca 发表了著名的论文“我们用左半球说话”。

2. 1874 年，德国神经病学家 Wernicke 描述了 1 例患者能主动说话，听觉正常，但听不懂别人的话，也听不懂自己的话。尸体解剖发现，该患者大脑左颞上回发生病变。后来的研究表明，所谓的韦尼克区包括颞叶、顶叶较广泛的区域。

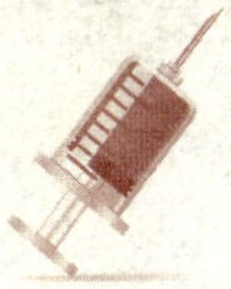

复习思考题

一、填空题

1. 言语治疗的目的主要是改善患者的__________，手段是__________，或借助于__________如交流板、交流手册、手语等。

2. 治疗方法__________、__________、__________。

二、简答题

1. 言语障碍的治疗原则有哪些？
2. 失语症治疗时机有哪些？
3. 影响言语康复的因素有哪些？

【小结】

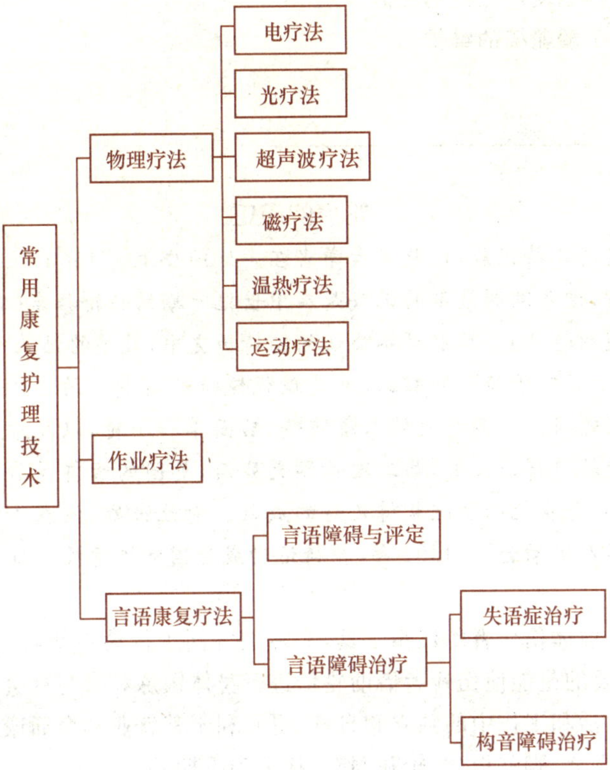

（齐国威）

第四章 常用康复器械

第一节 轮椅的使用

学习目标

1. 掌握轮椅的种类。
2. 掌握使用轮椅的方法。
3. 熟悉使用轮椅的注意事项。
4. 了解轮椅的维护。

【知识链接】

轮椅的历史

中国最古老的轮椅记载，这是考古学者在一处约公元前1600年石棺的刻画上，发现有轮椅的图案，这是欧洲最早的记载是在中世纪时期的独轮推车（需他人推进，比较接近当代护理型的轮椅）。目前世界公认的轮椅历史中，最早的记录是中国南北朝（公元525年）石棺上带轮子椅子的雕刻，也是现代轮椅的前身。约在18世纪，出现接近现代造型设计的轮椅。由两个大的木质前轮、后面单一小轮，以及中间有扶手的椅子所组成。战争使轮椅得以发展，第二次世界大战后，英国的古特曼爵士开始将轮椅运动作为康复工具，并在他的医院获得良好的成效。受此激励，他在1948年举办了“不列颠残障退伍军人运动会”。1952年，轮椅运动成为国际性竞技项目。

轮椅不单是肢体伤残者的代步工具，实际上等同于行动不便者的义肢，属其身体的一部分，更重要的是能使伤残者借助轮椅进行身体锻炼和参与社会活动。它不但能提高伤残者在生活和工作中的独立和自理，更有利于其就业和全面康复。轮椅的基本结构包括坐垫、靠背、脚踏板、车轮和刹车、扶手和手柄。

一、轮椅的种类

轮椅可分很多种类，如手动轮椅、电动轮椅、截肢患者用轮椅、站立轮椅、竞赛轮椅和儿童用轮椅等。轮椅是下肢残疾患者、全身虚弱患者移动的主要工具，适用于即使借助矫形器、拐杖和步行器等各种步行辅助器也难以步行的患者。

二、使用轮椅的方法

1. 手动轮椅(图 4-1-1) ① 他人推动轮椅(适合一些自己不能推动轮椅,而又需要短暂交通往来者);② 自行推动轮椅(靠乘坐者用双手操作后轮手环来控制轮椅转向或前进);③ 高性能轮椅(轮椅重量轻,推动效能高,容易掌握控制和平衡,外表美观);④ 运动轮椅(着重运动需要,靠背尽量调低,使上肢活动空间足够进行各项运动,如打篮球、乒乓球等)。

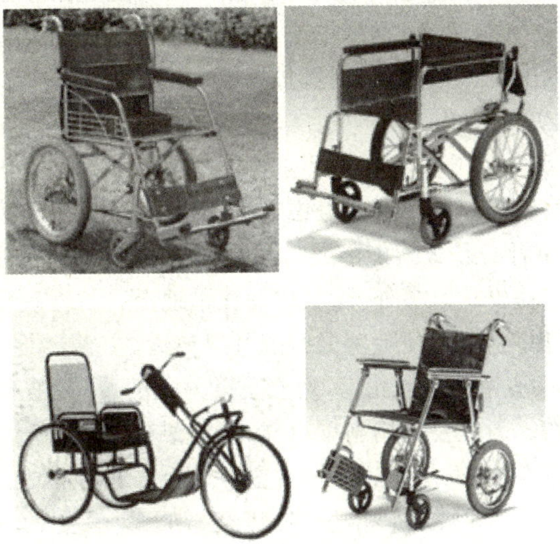

图 4-1-1 手动轮椅

2. 电动轮椅 主要依靠摇杆和电动装置来控制运动方向和速度(图 4-1-2)。

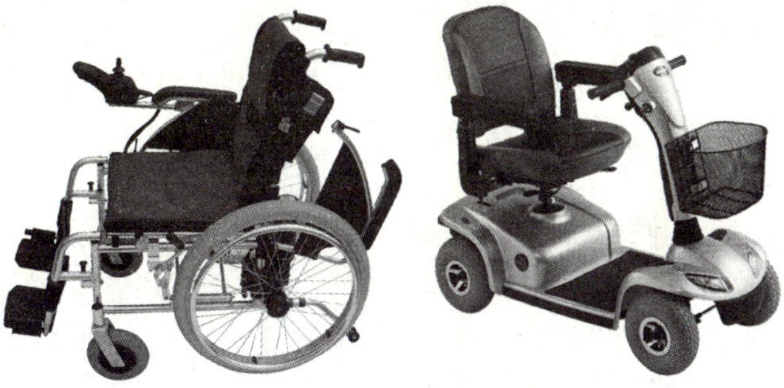

a b

图 4-1-2 电动轮椅

a. 电动轮椅;b. 三轮电动轮椅

三、使用轮椅的注意事项

选择合适的轮椅，要考虑到各种客观因素，不仅要看使用者的残疾和功能障碍程度、年龄、体型，还要看使用者的生活方式、习惯、居住和工作环境、经济条件、轮椅资源等。

1. 尺寸大小　轮椅各部分的大小是否合适，关系到身体局部承受的压力是否增加，使用者坐上和离开轮椅是否安全。座位的宽度：座位与臀部两侧之间应留有适当的空隙（约 2.5 cm）。座位的深度：乘坐者膝部后方与座位前缘应含有空隙（约 6.5 cm）。座位的高度：与脚踏板必须配合，脚踏板与地面也应保持适当的距离（约 5 cm）。

2. 重量选择　以结实而轻为好，如完全由患者自己驱动，并有可能需自己搬运时，宜选用轻型；若由辅助人员推动，则重量稍大也无妨；电动型轮椅较重，但因无需患者用力操作，需要时仍可选用。

3. 使用地点　室外专用者可选择尺寸稍大些的轮椅，室内外共用或室内专用者可选择尺寸稍小些的轮椅。同时还要考虑住宅的宽窄、地面平整度等。

4. 操作能力　患者必须无智能障碍，力量应能推动本人体重的 1/30～1/25，手或脚的协调亦应符合驱动要求。另外，除了掌握在平地上自行推动轮椅的较简单的方法外，还要学会后轮平衡术，以方便上落人行道及斜坡道。

5. 安全舒适度　不管用何种轮椅，安全是第一位的，尽量避免由于轮椅的不安全因素而造成新的损伤。因此要选用刹车可靠，车轮结实，扶手稳固，重心正确，不易倾倒的轮椅。其次要考虑座位、靠背、扶手、脚垫等是否合适与舒适。

此外，还要考虑患者的经济能力，在其经济可以承受的范围内选用合适的轮椅。

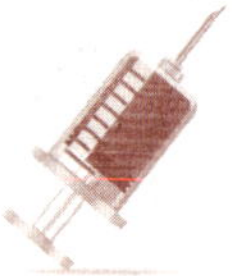

复习思考题

填空题

1. 轮椅可分很多种类，如手动轮椅、______、截肢患者用轮椅、______、竞赛轮椅和______等。轮椅是下肢残疾患者、全身虚弱患者移动的主要工具，适用于即使借助______、拐杖和______等各种步行辅助器也难以步行的患者。

2. 自行推动轮椅（靠乘坐者用双手操作______手环来控制轮椅转向或前进）；高性能轮椅（轮椅重量______，推动效能高，容易______，外表美观）；运动轮椅（着重运动需要，靠背______，使上肢活动______进行各项运动如打篮球、乒乓球等）。

3. 选择合适的轮椅，要考虑到各种客观因素，不仅要看使用者的______、年龄、体型，还要看使用者的______、习惯、居住和______、经济条件、______等。

（齐国威）

第二节 假肢的使用

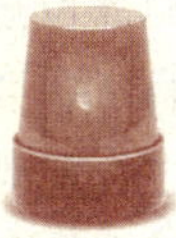

学习目标

1. 掌握假肢的分类及特点。
2. 掌握假肢的使用护理。
3. 熟悉假肢的选取原则。

【知识链接】

假肢的起源

在人类历史的大多数时期，那些在事故或战争中失去上下肢的人，会因受到他人的关爱而感到舒心，但他们的正常生活却是别人作任何努力也无法恢复的。不过，在公元前一世纪，几个相距遥远的国家，从意大利到印度，都不约而同地开始了四肢替代用品的制作。

最早的确切例证由“历史之父”希罗多德记载下来。波斯军队在公元前479年的普拉蒂亚战役之前入侵希腊，当时一位名叫赫吉西斯特拉图斯的希腊人就在这支军队中充任占卜师。他担任这项职务不光是为了获得丰厚的报酬，而且是出于他对波斯人的对手斯巴达人的刻骨仇恨。此前斯巴达人曾抓到赫吉西斯特拉图斯并将他投入监牢。斯巴达人用夹具夹住他的一只脚，并对他说，他会受到严刑拷打，然后被处死。赫吉西斯特拉图斯设法找到一把刀，割去那只被夹住的脚的前半部分，然后逃出牢狱。后来他得到了一只特制的木脚。正是靠着这件替代物品，赫吉西斯特拉图斯参加了那场战役。波斯战败之后，赫吉西斯特拉图斯虽然侥幸逃生，但最终还是被斯巴达人抓住，未能保住性命。

假肢是为截肢者恢复原有的肢体形态和功能，弥补肢体缺陷，代偿丧失的肢体部分功能而制造装配的人工肢体。假肢的设计和制作属康复工程，由假肢师负责完成，假肢处方和效果评定由康复医师负责，穿戴和使用训练由物理治疗师进行。

一、假肢的分类及特点

1. 按结构　分为壳式假肢和骨骼式假肢。
2. 按安装时间　分为临时组件式假肢和正式假肢。
3. 按假肢组件化情况　分为组件式假肢和非组件式假肢。
4. 按假肢的主要用途　分为装饰性假肢和功能性假肢。
5. 按假肢的制造技术水平　分为传统假肢和现代假肢。
6. 按假肢的部位　分为上肢假肢和下肢假肢。

二、假肢的选取原则

选择截肢水平时一定要从病因与功能两方面来考虑，病因是要将全部病变、异常和无生机组织切除，在软组织条件良好，皮肤能达到满意愈合的部位，即最远的部位进行截肢。功能水平是首先应该对患者截肢后的康复能力作出比较符合实际的评估，要从年龄、认知能力及全身状态等方面来考虑，即截肢后是否能配戴假肢，能否进行配戴假肢后的康复训练，能否恢复到独立的活动和生活自理。在过去，为了安装适合的假肢，需要在特殊部位进行截肢，而近年来随着假肢全面接触式接受腔的应用和精良的假肢装配技术，使得截肢部位的选择与以往有了显著的改变。当功能性截肢水平确立后，截肢水平主要是以手术需要来决定的。一般的原则是在达到截肢目的的前提下，尽可能地保留残肢长度，使其功能得到最大限度的发挥。截肢部位与假肢装配、代偿功能的发挥、下肢截肢配戴假肢行走时的能量消耗、患者生活活动能力、就业能力等有着直接关系，所以，外科医生对截肢水平的选择要极为谨慎。

三、假肢的使用护理

1. 接受腔的维护

(1) 保持接受腔内面的清洁。

(2) 接受腔内的衬套等要经常清洗和更换。

(3) 注意接受腔出现裂纹。

(4) 结构件的维护。

(5) 装饰外套的维护。

2. 残肢的日常护理

(1) 保持残肢清洁。

(2) 注意接受腔适配。

(3) 注意残肢的粘连性瘢痕。

(4) 残肢有伤时要停止使用假肢。

(5) 注意残肢套的材质及厚度。

(6) 注意鞋后跟的高度。

(7) 使用现代下肢假肢应保持体重变化不大(一般不超过 3 kg)。

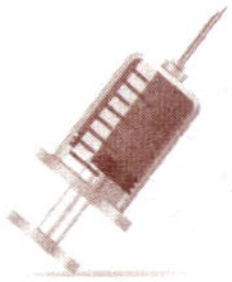

复习思考题

一、填空题

1. 假肢是为截肢者恢复原有的__________，弥补__________，代偿丧失的肢体部分功能而制造装配的__________。假肢的设计和制作属__________，由假肢师负责完成，假肢处方和效果评定由康复医师负责，__________训练由物理治疗师和康复护士进行。

2. 残肢的日常护理包括:① ______。② ______。
③ ______。④ ______。
⑤ ______。⑥ ______。
⑦ 使用现代下肢假肢应保持体重变化不大(一般不超过 3 kg)。

二、简答题

简述接受腔的维护。

(齐国威)

第三节 矫形器的使用

学习目标

1. 掌握矫形器的分类及功能。
2. 熟悉矫形器的使用护理。

【知识链接】

鼻子矫形器

谁不想拥有一个英挺的鼻子,让自己看起来更加漂亮些呢?为了美丽,许多人跑去韩国做隆鼻手术,回来之后,鼻子更挺直了,脸部轮廓更深,让许多人非常羡慕,盘算着自己哪天挣够钱也去韩国做个隆鼻手术。其实,想要鼻子更加漂亮,不一定非要去韩国,也不一定非要在鼻子上面动刀子。所需要的只是一个小小的鼻子矫形器(图 4-3-1)。据介绍,人们只要将这个矫形器放入鼻孔,它就会抬高鼻骨,纠正鼻子的轮廓,每天大概只需要坚持佩戴 20 min。一旦觉得鼻子已经矫正完美了,就不必再佩戴它。这相对整容来说,容易了许多,而且售价也会便宜许多倍,据了解,这种矫形器的价格仅为 62 美元。

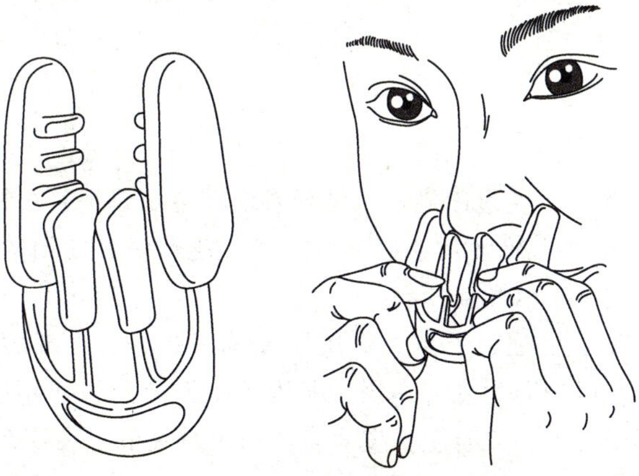

图 4-3-1 鼻子矫形器

矫形器是装配于人体外部，通过力的作用，以预防、矫正畸形，补偿功能和辅助治疗骨关节及神经肌肉疾患的一类器械的总称。其中，用于躯干和下肢的也称为支具，用于上肢的也称为夹板（图 4-3-1）。

一、矫形器的分类及功能

（一）矫形器的分类

1. 按矫形器的基本作用分类　包括稳定用矫形器、保护用矫形器、矫形用矫形器、免荷用矫形器、抑制痉挛用矫形器和功能用矫形器。

2. 按装配部位分类　包括上肢矫形器、下肢矫形器和脊柱矫形器。

3. 按所治疗的疾病分类　小儿麻痹矫形器、脊柱侧凸矫形器、先天性髋关节脱位矫形器、骨折治疗矫形器、先天性马蹄内翻足矫形器、股骨头缺血性坏死矫形器等。

（二）矫形器的功能

1. 固定和保护作用　通过对病变肢体的固定和保护，促进炎症、水肿的吸收，保持肢体、关节的正常对线关系，从而促进病变愈合。如用于治疗骨折的各种骨折矫形器（图 4-3-2、图 4-3-3）。

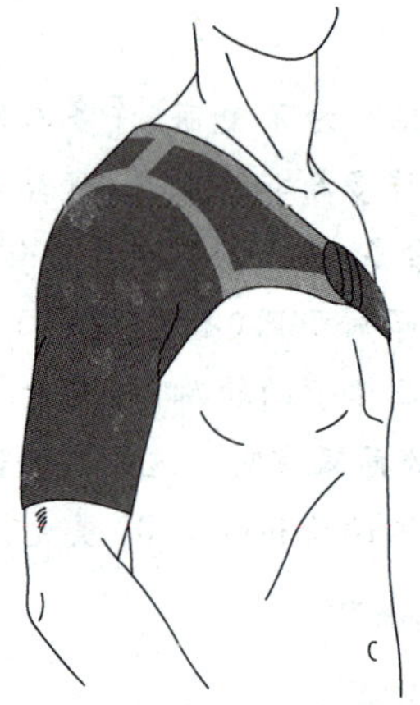

图 4-3-2　肩托

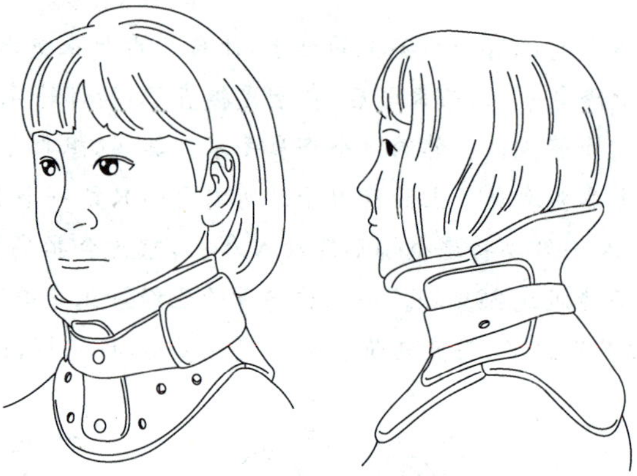

图 4-3-3　颈托

2. 稳定和支持作用　通过限制关节的异常活动范围，以稳定关节，减轻疼痛或恢复其承重功能。例如，小儿麻痹后遗症下肢肌肉广泛麻痹者使用的膝踝足矫形器，用于稳定膝踝关节，以利步行（图 4-3-4）。

3. 预防和矫正畸形　通过三点力作用原理矫正肢体已出现的畸形，预防潜在畸形的发生和发展。应以预防为主。多用于肌力不平衡或静力作用引起的骨与关节畸形。矫正作用多用于儿童。儿童生长发育阶段由于骨关节生长存在生物可塑性，可得到一定的矫形效果（图 4-3-5）。

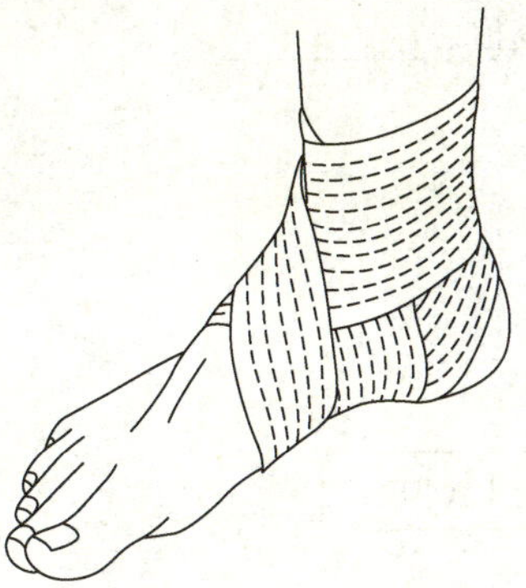

图 4-3-4　弹力绷带

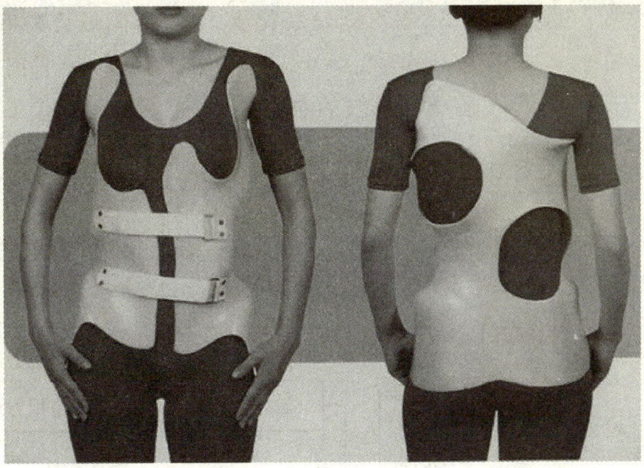

图 4-3-5　脊柱矫形器

4. 代偿和助动作用　通过矫形器的外力源装置(如橡皮筋、弹簧等),代偿已瘫痪肌肉的功能,对肌力较弱者予以助力,使其维持正常运动。

二、矫形器的使用护理

1. 塑料或尼龙材料制作的矫形器,不能放在调温容器旁,也不能用开水洗刷,以免变形而影响使用效果。

2. 皮革类矫形器弄脏后要用专用洗涤剂洗刷,然后在皮革表面涂上一层皮革油,并要经常查看,开线裂口处要及时补上。

3. 结构简单的铰链要拆开清洗,结构复杂的铰链要定期找专业技术人员维护保养。

4. 要养成使用矫形器后及时检查肢体皮肤的习惯。如查看皮肤表面有无擦伤或红肿,若有则要给予处理,还要请专业技术人员及时修整。

5. 脱下矫形器后,要靠墙立放或横放在地面及桌面上,上面禁止放重物,以免受压变形而影响使用效果。

6. 矫形器使用中,要定期修整矫形器的松紧程度,检查矫形器结构件的完好与否。如发现过小或过大等不适合的情况,要及时请专业技术人员修整。

7. 对于可动性矫形器,应指导患者如何进行功能活动。使用上肢矫形器,应首先指导进行日常生活能力训练,如穿衣、洗手、吃饭等;使用下肢矫形器,应指导如何保持身体平衡,起立行走、上下楼梯等训练。

8. 下肢矫形器和其他矫形鞋的底部容易损耗,一旦发现两下肢不等长,要及时请专业技术人员修整。

复习思考题

一、填空题

1. 矫形器的功能有＿＿＿＿＿、＿＿＿＿＿、＿＿＿＿＿、＿＿＿＿＿。

2. 矫形器是装配于人体外部，通过力的作用，以__________、__________，补偿功能和__________骨关节及神经肌肉疾患的一类器械的总称。其中，用于躯干和下肢的也称为__________，用于上肢的也称为__________。

二、简答题

矫形器的使用护理应注意哪些？

【小结】

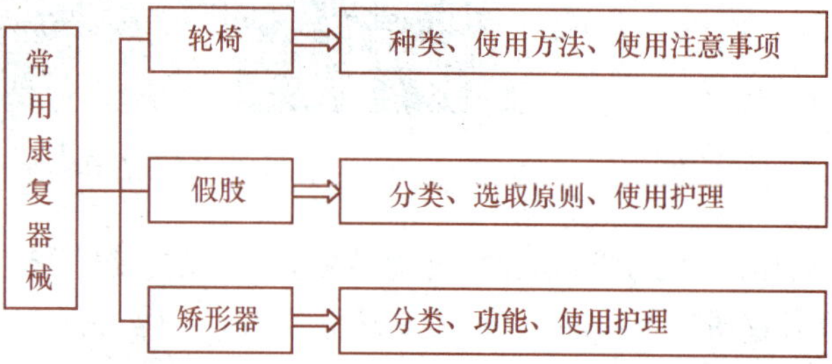

（齐国威）

第五章　神经系统常见伤病患者的康复护理

第一节　脑血管疾病患者的康复护理

学习目标

1. 脑血管疾病的定义、病因、主要临床表现。
2. 脑血管疾病的康复护理评估方法。
3. 脑血管疾病患者的康复护理方法。

典型案例

张某，男，62 岁。因突感左侧肢体无力、头晕入院。入院时神志清楚，无头痛，无大小便失禁，血压 200/120 mmHg，经急救中心头部 CT 检查示"右基底节出血"。在医院住院 1 个月，主要是脱水及对症、支持疗法，病情逐渐稳定，但肢体功能无明显恢复。出院后在家主要是口服药物治疗，肢体功能有轻度提高，扶拐可在室内短距离步行。目前患者 ADL 大部分可自理，但左肩关节半脱位，左足下垂、内翻，入院进一步康复治疗。

请问：1. 如何为该患者进行康复评定？

2. 如何实施康复护理措施？

一、概述

脑血管疾病（cerebrovascular accident，CVA）是一组脑循环障碍性疾病，以起病急骤，临床上出现头痛、头晕、意识障碍等全脑症状及偏瘫、失语等局灶性神经功能缺损为特征，也被称为脑卒中或脑中风。脑血管疾病可分为出血性和缺血性两大类，出血性脑血管疾病包括脑出血、蛛网膜下腔出血，缺血性脑血管疾病包括短暂性脑缺血发作（transient ischemic attack，TIA）、脑梗死等多种脑血管意外。

脑血管疾病的发病率各地很不均衡。据我国流行病学调查，我国脑血管疾病的年患病率为(109.7～217)/10 万，每年新增患者约 150 万，因此，脑血管疾病是发病率、患病率、死亡率、致残率最高的疾病之一。

脑血管疾病的病因复杂，可以是单一的原因，也可以是多种病因共同作用的结果。临床上高血压和动脉粥样硬化所导致的血管损害是脑血管疾病常见的原因。脑出血好发于40～50岁以上的中老年人，常于用力活动或情绪激动时突然发病，病情进展迅速，常出现意识障碍。基于出血部位不同，可出现偏瘫、感觉减退、偏盲或发生语言障碍。CT扫描可见出血灶。

二、康复评定

脑血管疾病发生后，康复护理评估应该包括：① 最常见的感觉和运动功能障碍(偏瘫多见，表5-1-1)，② 言语交流障碍(如失语和构音障碍)，③ 认知功能障碍(如失认症、视觉空间障碍等)，④ 心理和情感障碍(如强哭强笑、抑郁等)，⑤ 自主神经功能障碍等多方面的问题。

表5-1-1　典型的脑血管疾病偏瘫后的痉挛模式

部位	痉挛模式
头部	头部轻度旋转使面朝向健侧
上肢	肩胛骨后撤，肩带下降，肩关节内收、内旋，肘关节屈曲，前臂旋前，腕关节屈曲、尺偏，手指屈曲，拇指屈曲、内收
下肢	骨盆上提旋后，髋关节伸展、外展、外旋，膝关节伸展，踝关节跖屈、内翻

(一) 肌力评定

适用于脑血管疾病早期(软瘫期)的评估，评估方法为Lovett徒手肌力检查法。

(二) 运动功能恢复过程的分期

偏瘫的运动功能评估最常使用Brounstrom偏瘫运动功能6期评定法(表5-1-2)。

表5-1-2　脑血管疾病后运动功能恢复的6阶段(Brounstrom分期)

阶段	臂	手	下肢
Ⅰ弛缓，无反射	弛缓，不能进行任何运动	无功能	弛缓运动
Ⅱ出现共同运动或成分，开始出现痉挛的屈指动作	开始出现痉挛，肢体共同运动及其一些成分开始以联合反应的形式出现	开始有粗大的抓握和最低程度的屈指动作	出现痉挛，有最小限度的随意运动
Ⅲ可随意引起共同运动及其一些成分痉挛渐达顶点	痉挛加剧，但可随意引起联合反应，共同运动及其一些成分	可做粗大抓握和勾状抓握，但不能放松	痉挛渐达顶点，呈现伸肌和屈肌共同运动，在坐位和立位时髋、膝、踝均屈曲

续表

阶段	臂	手	下肢
Ⅳ脱离基本的共同运动,痉挛状态稍减轻	手可放于后腰部,肘伸展位时肩可前屈90°屈肘90°位时,前臂可旋前、旋后	侧捏已开始形成,可有少量伸指运动和一些拇指运动	坐位时膝关节可屈曲90°,足向后滑动,坐位时膝关节屈曲90°下踝可轻度背屈。坐位和立位时,膝可轻度屈伸
Ⅴ完全脱离共同运动,可完成独立的运动,痉挛状态已明显消退	肘伸展位时肩可外展90°,肘伸展位上肢可举过头顶,肘伸展位前臂可旋前旋后	掌指关节可伸展,可做球状或柱状抓握,并可完全放松	立位时可伸髋、屈膝;立位时可踝背屈
Ⅵ协调运动已大致正常,痉挛状态已基本消退	仅在快速运动时表现有痉挛,可做双臂水平外展,双臂可举过头顶,肘伸展位旋前、旋后,各关节可独立运动	可做任何类型的抓握,各手指可个别地随意运动,伸指运动充分	各站立位时,可伸膝、外展髋关节;坐位时,踝关节可内翻、外翻

1. Brounstrom Ⅰ期　即脑血管疾病发生后数日到2周的急性期,患侧肢体肌肉呈弛缓性瘫痪状态,无主动活动,这个阶段称为软瘫期,相当于临床上的脊髓休克期。

2. Brounstrom Ⅱ期　此期患肢肌张力开始增加,痉挛慢慢出现,这时虽无患肢的主动性随意运动,但健侧肢体用力活动常可诱发患侧肢体一些固定姿势(共同运动模式)的活动,如上肢各关节的屈曲性共同运动和下肢各关节的伸展性共同运动。这个时期一般很少超过3周,如果超过1个月,肢体运动功能的恢复就可能不理想。

3. Brounstrom Ⅲ期　此期抗重力肌(如肱二头肌、旋前肌、屈腕屈指肌、股四头肌、腓肠肌等)的肌张力明显增高,痉挛迅速增强并很快达到相当高的程度。在该阶段若采用正确的康复训练,尽量抑制痉挛,则有可能在数周后使痉挛减轻,并向脱离共同运动模式的方向发展;但若一味进行抗重力肌的肌力训练,就有可能使痉挛达到极点,并抑制运动向正常的随意运动模式发展。

4. Brounstrom Ⅳ期　经过正确的康复训练后,患肢的痉挛会被抑制,共同运动模式会被削弱,一些脱离共同运动的分离运动一旦接近正常随意运动模式的主动运动开始出现,就逐渐变得容易起来。

5. Brounstrom Ⅴ期　此期患肢的共同运动模式逐渐失去控制能力,痉挛明显减轻,患者已可从事难度较大的各肢体关节的分离活动,即产生一定程度随意的、协调的、较为精细的运动。

6. Brounstrom Ⅵ期　此期患肢的共同运动模式完全消失,痉挛也完全或基本消失,患者已恢复完全随意的、协调的、精细的、反应迅速的正常运动模式。

Brounstrom的偏瘫6阶段恢复理论是从运动的质量(运动模式)着眼的,而不是从肌力的量的概念分析。这是因为高位中枢性瘫痪所造成的不只是肌力的减退和消失，更重要的是造成高位中枢对低位中枢（脊髓）的失控，使运动功能恢复的质量发生了根本性变化。直到今天，Brounstrom 的这个理论仍是现代脑血管疾病偏瘫康复的主要指导性理论，也是我们观察和评估脑血管疾病偏瘫患者恢复过程及其临床治疗的指导思想。

（三）常见并发症的评定

1. 肩关节半脱位的评定　肩关节半脱位是偏瘫患者常见的并发症之一，其发生率高达 60%～73%，给患者上肢功能的康复带来直接的影响。

2. 肩手综合征的评定　肩手综合征（shoulder - hand syndrome，SHS）又称反射性交感神经性营养不良，见于脑卒中 1～3 个月内。表现为患侧手肿痛，手背肿胀并呈粉红色或淡紫色，摸有温热感，患手的关节活动受限；后期表现为患手肿胀消失，手掌变平，手部肌肉萎缩，手的运动功能丧失。

三、康复护理目标

1. 创造一个安全、舒适、清洁的康复护理环境，不发生相关护理并发症。
2. 通过康复训练，使患者感觉、关节活动功能、肌力、耐力得到改善与恢复。
3. 患者能进行正常的语言交流，如失语不能恢复则能通过其他交流方式（如手语、体语、书写等）代替。
4. ADL 能力逐渐恢复，如能自我更衣、如厕、进食等。
5. 患者和家属能熟练掌握疾病后期的康复护理知识和技能。

四、康复护理措施

（一）软瘫期的康复护理

1. 一般护理　鼓励患者转动头部，用眼扫视环境，以适应单侧忽略和（或）视野缺损；床的摆放位置要保证患者的偏瘫侧朝向房间的门，并有利于探视、陪伴人员及护理操作在患者的偏瘫侧；床头柜也应放置于偏瘫侧，其目的是促使患者将头转向偏瘫侧。

2. 良肢位摆放　脑卒中偏瘫患者的典型痉挛姿势表现为上肢的肩下沉、后缩，肘关节屈曲，前臂旋前，腕关节掌屈，手指屈曲，下肢的外旋，髋膝关节伸直，足下垂内翻。早期注意床上体位的正确摆放，可以减轻或预防上述痉挛姿势的发生。

（1）仰卧位：头部放在枕头上，稍偏向健侧，面部朝向患侧，枕头高度要适当，胸椎不得出现屈曲；患侧肩关节下方垫一个小枕头，使肩胛骨向前突；上肢肘关节伸展，置于枕头上，腕关节背伸、手指伸展；患侧臀部下方垫一个枕头，使患侧骨盆向前突，以防止髋关节屈曲、外旋；下肢大腿及小腿中部外侧各放一砂袋，以防止髋关节外展、外旋；腘窝垫一小枕头，以防止膝关节过伸展（图 5 - 1 - 1）。

（2）健侧卧位：患侧上肢向前方伸出，肩关节屈曲约 90°，下面用枕头支撑，健侧上肢可以自由摆放；患侧下肢髋、膝关节屈曲，置于枕头上；健侧下肢髋关节伸展，膝关节轻度屈曲；背后挤放一个枕头，使躯干呈放松状态（图 5 - 1 - 2）。

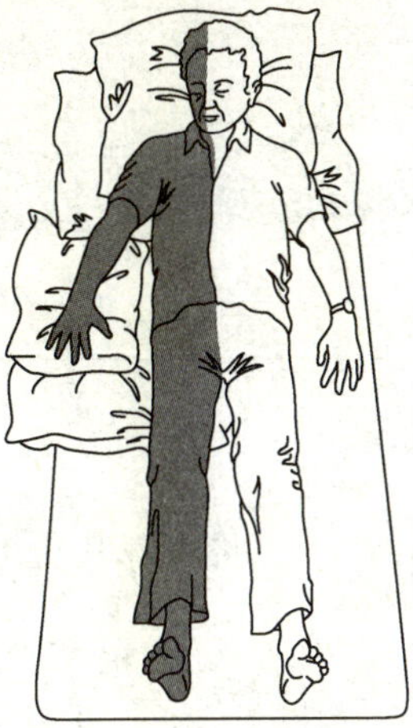

图 5-1-1　仰卧位

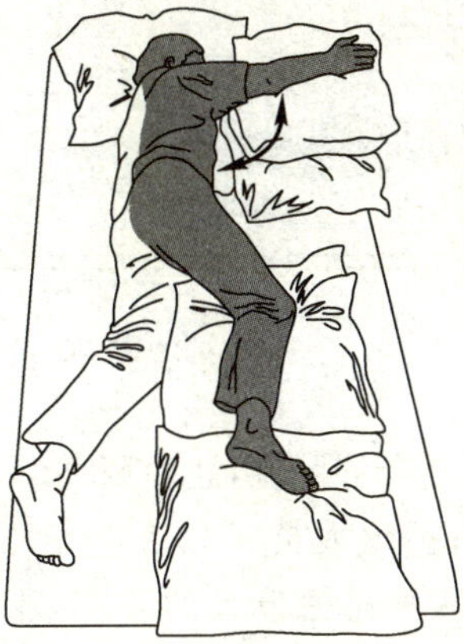

图 5-1-2　健侧卧位

(3) 患侧卧位:患侧肩胛带向前伸,肩关节屈曲,肘关节伸展,腕关节背伸,手指伸展;患侧下肢伸展,膝关节轻度屈曲。健侧下肢髋、膝关节屈曲,在其下方垫一个枕头以防止压迫患侧下肢;背部挤放一个枕头,躯干可依靠其上,取放松体位(图 5-1-3)。

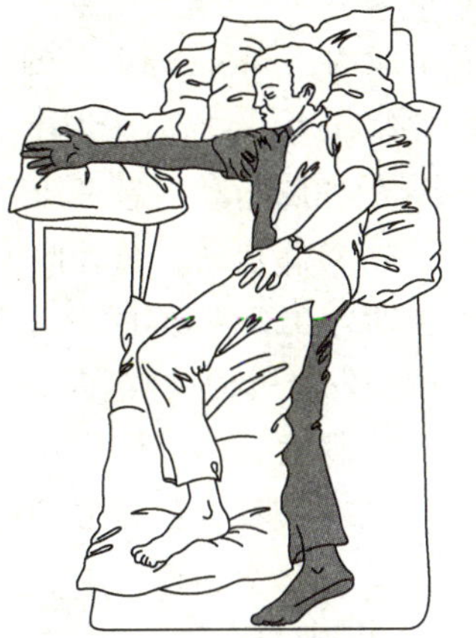

图 5-1-3　患侧卧位

患者不能长期保持一个体位姿势,需要 2～3 h 进行体位变化,其中最佳姿势为患侧在下方的侧卧位,其优点是:① 增加患侧躯体的感觉输入,② 可缓慢牵拉患侧躯干以缓解痉挛,③ 不影响健侧肢体的自由活动。

3. 翻身训练　脑卒中后患者偏瘫侧无随意活动时,翻身很困难,容易导致压疮,也不利于排痰,长时间卧位易造成肺部感染,因此应该每隔 2～3 h 翻身变换体位。体位变换还可使肢体的伸屈肌张力得到平衡,而预防痉挛。

(1) 向健侧翻身训练:将患侧上肢外展防止受压,屈起健侧下肢;头转向患侧,健侧肩上抬,上肢向患侧转,健侧下肢用力蹬床,将身体转向健侧(图 5-1-4)。

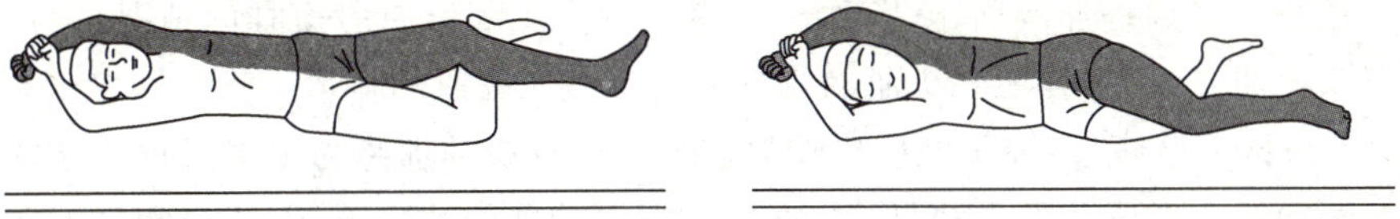

图 5-1-4　向健侧翻身

(2) 向患侧翻身训练:患者仰卧,双手叉握,患手拇指压在健侧拇指上;双上肢伸直,指向天花板,下肢屈曲;双上肢向患侧摆动,借助惯性带动身体翻向患侧;健侧下肢跨向前方，调整为患侧卧位（图 5-1-5）。

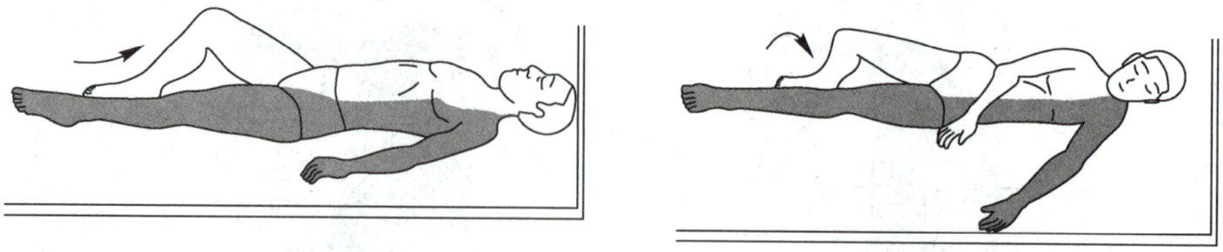

图 5-1-5　向患侧翻身

4. 桥式运动　仰卧位，屈曲膝关节，足支撑在床上。将臀部从床上抬起，并保持骨盆呈水平位；护理人员一只手向下压住患者的膝部，另一只手轻拍患者的臀部，帮助其抬臀、伸髋（双桥运动）（图 5-1-6）。随着控制能力的增加，可以逐渐加大难度，如将健足从治疗床上抬起，或将健腿置于患腿上，以患腿单独完成桥式运动（单搭桥运动）。此法可以缓解躯干及下肢的痉挛；促进下肢的正常运动，训练腰部的控制能力，而提高床上生活自理能力，如放置尿便器、穿脱裤子等。

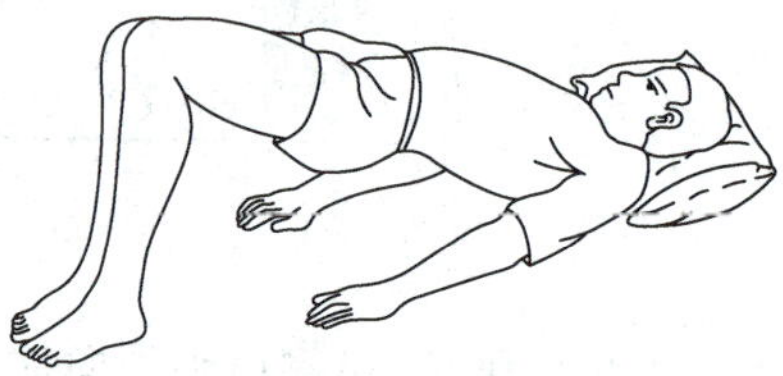

图 5-1-6　双桥运动

5. 摆腿运动　患者仰卧位，在护理人员帮助下双下肢向左右摆动。

6. 夹腿运动　患者仰卧位，双腿屈曲，足踏床，先把双膝分开呈外旋位，然后让患者主动合拢双膝，同时护理人员对患者的健腿施加压力，阻止其内收、内旋，通过联合反应诱发患腿的内收、内旋，如患者轻松达到，可让患者伸展健腿，仅做患腿的练习。

7. 摆肩运动　体位同上，患者双手十指相互交叉，伸肘向左右摇摆。

（二）痉挛期的康复护理

1. 抗痉挛训练

（1）对抗上肢痉挛：在上肢，应以肩外展、外旋，肘伸展，前臂旋后，腕背伸，拇指外展，四指伸展的训练来对抗上肢的屈肌共同运动模式。最常用的方法是：① 坐位时把手掌向侧后方平伸于床面或椅面上，手指向外后方约 45°，使掌根着床，肘伸展，身体向患侧稍倾斜。这不仅能反射性抑制患侧上肢的屈肌痉挛，而且也有利于肩关节半脱位的恢复（图 5-1-7a）。② 将双手十指交叉，患侧拇指在上（Bobath 握手），用健侧上肢帮助患侧上肢训练伸展动作（图 5-1-7b）。③ 在卧位屈肘摸耳的情况下，快速敲打肱三头肌肌腹，以增强肱三头肌的收缩来对抗肱二头肌的痉挛

（2）对抗下肢痉挛：在下肢应以伸髋、屈膝、踝背屈的训练为主来对抗下肢的伸肌共同运动模式。最常用的方法是：① 在卧位下肢伸展的情况下，训练患侧足不离床面的屈膝，在髋过伸、膝屈曲 90°的情况下训练屈髋。② 单桥运动，患者取卧位，双上肢伸展平放于床面上，患侧下肢在帮助下屈曲到最大程度，健侧下肢伸展向上方蹬去，使整个臀部抬起。③ 在俯卧位下训练患侧屈膝。④ 在坐位伸膝的情况下，训练足跟不离地面的屈膝，在坐位屈髋、屈膝的情况下训练踝背屈。⑤ 在立位伸髋的情况下训练

屈膝，在伸髋、伸膝的情况下训练踝背屈。

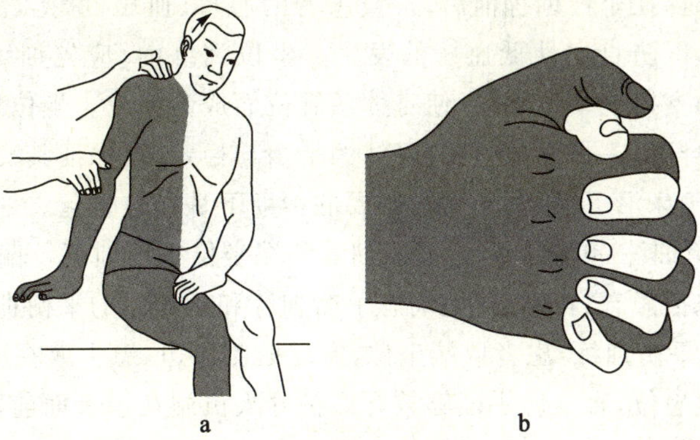

图 5-1-7　对抗上肢痉挛

（3）对抗躯干肌痉挛：① 可反复进行由患侧卧位向坐位的转换。② 由健侧向患侧躯体的侧屈训练。

2. 体位转换训练

（1）从床上转移到轮椅上或椅子上：患者坐在床边，将轮椅对着患者的健侧，斜对着床（成 30°～45°），刹好手闸；用健侧上肢支撑轮椅远侧扶手，站起后以健侧下肢为轴转动身体；臀部对准轮椅，躯干前屈，缓缓坐下（图 5-1-8）。

（2）从轮椅转移到床上：患者身体健侧靠近床边，轮椅斜对着床（成 30°～45°），刹好手闸，移开踏板；用健侧下肢支撑站起，健手扶住床面，以健侧下肢为轴转动身体；缓缓坐到床沿上。

（3）帮助患者从床沿移动到椅子上：患者坐于床边，双足平放在地面；护理人员面对患者，以双膝夹抵患者双膝，将患者前臂放在护理人员的肩上，双手抓住肩胛骨的内侧；使患者上身前倾，直至臀部离开床面；使患者以健足为轴转动身体，直至臀部对准椅面，让其缓缓坐下（图 5-1-9）。

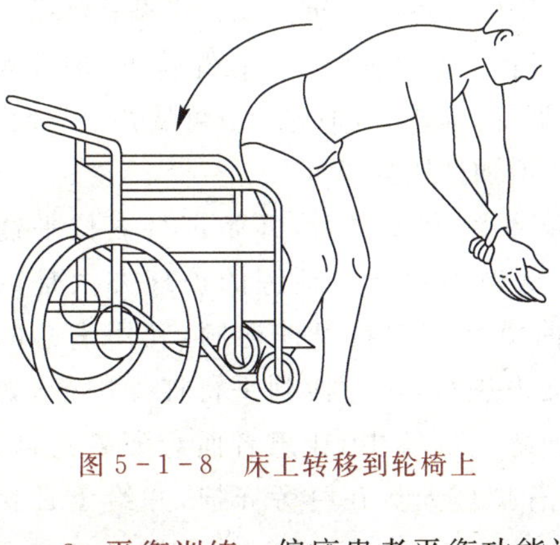

图 5-1-8　床上转移到轮椅上

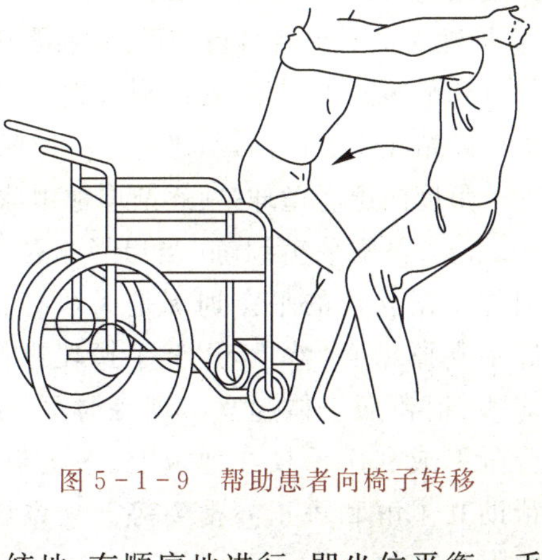

图 5-1-9　帮助患者向椅子转移

3. 平衡训练　偏瘫患者平衡功能训练要系统地、有顺序地进行，即坐位平衡→手膝位平衡→双膝跪位平衡→立位平衡。坐位训练应逐步进行，随时观察患者身体有无明显不适。必要时，在坐位训练前后，检查患者的心率、血压、脉搏，注意观察其面色，询问有无不适等，以防直立性低血压的发生。坐位训练前，应先训练下肢的屈伸，然后，以健侧肢体的支撑或牵拉力量，使身体从卧位而成为坐位。坐位训练时，护理人员必须守护在患者身旁，一方面，注意其身体的平衡与稳定，以保证其安全；另一方面，协助患者将下肢置于床沿下，以利于其在必要的帮助下从卧位坐起。

(1) 坐位平衡训练：包括长坐位平衡训练和端坐位平衡训练。偏瘫患者多采用端坐位进行训练，包括静态、自动态、他动态平衡训练和动作中的平衡训练。

1) 静态坐位平衡训练：患者取端坐位，靠近健侧床边，患手放在腿上，健手握住床栏杆，能保持直立坐位，直至健手能够放开。护理人员站在患者面前监护。

2) 自动态平衡训练：患者取端坐位，护理人员在患者身旁进行监护并指导，自主进行上肢侧方和前方的举起，以及躯干的屈、伸、倾斜及旋转，以尽量保持平衡。

3) 他动态平衡训练：患者取端坐位，双手 Bobath 式握手放在双腿上，护理人员站在其面前或背后，对患者进行前后、左右推动和左右旋转，一手推动，一手进行保护，并嘱患者对抗推动并保持平衡。

4) 动作中的平衡训练：患者取端坐位，双手取 Bobath 式握手，护理人员位于患者身旁进行监护和指导。嘱患者双上肢前伸，躯干向前各个方向进行前屈、侧屈及旋转运动，并逐渐进展到从坐位进行站立训练，尽量保持平衡。

(2) 手膝位平衡训练：难度比坐位平衡大。训练内容和顺序为：① 护理人员站在患者背后，帮助患者完成手膝位或跪位，然后松手让患者保持平衡；② 在护理人员监护下，患者自己行身体重心前后、左右、旋转运动及单侧肢体上举等运动；③ 护理人员对患者进行前后、左右及旋转推动，让患者进行对抗并保持平衡；④ 患者如双膝平衡能维持住，就逐步过渡到单膝位进行上述步骤训练。

(3) 跪位平衡训练：可训练患者对头、躯干、骨盆的控制能力。训练内容和顺序为：① 护理人员站在患者背后，帮助患者完成跪位，然后松手让患者保持平衡；② 在护理人员监护下，患者自己行身体重心前后、左右、旋转运动及单侧肢体上举等运动；③ 护理人员对患者进行前后、左右及旋转推动，让患者进行对抗并保持平衡；④ 患者如双膝平衡能维持住，就逐步过渡到单膝位进行上述步骤训练；⑤ 在跪位下，护理人员可以站在患者面前，与患者进行抛球、传球的训练，训练时，护理人员可从各个方向、各个角度向患者抛球，并逐渐增加抛球的力度来增加训练的难度。

(4) 立位平衡训练：当患者坐位、跪位平衡及耐力改善后，开始进行立位平衡训练。站立位的平衡训练是为步行作准备。从坐位到立位训练的护理方法是以健手支撑床面，然后，用健手握住患侧的手，前举并弯腰将身体前倾，利用重心的前移、抬臂而引体起立。训练时可先在平行杠内进行，再过渡到平行杠外进行，如台阶上或利用手杖在地板上、平衡板上进行训练。训练中，让患者面对姿势镜，以帮助其了解和矫正异常姿势。立位训练必须有护理人员在身旁守护，并给予必要的保护和协助。

4. 协调能力训练

（1）上肢协调训练：着重训练动作的准确性、节奏性与反应速度。① 双上肢交替上举运动。双脚平行站立，与肩等宽，双上肢自然下垂；左右臂交替上举，前臂尽量伸直，要求高过头，速度可逐渐加快。② 双侧交替屈肘。双脚平行站立，与肩等宽，双臂向前平举，前臂旋后，左右交替屈肘拍肩、伸肘，速度可逐渐加快。③ 交替摸肩上举。双脚平行站立，与肩等宽，双上肢自然下垂；前臂旋后屈肘，手摸同侧肩，然后上举，左右交替进行。④ 轮替运动。⑤ 掌心、掌背拍手。双手在胸前掌心互击，然后两手手背相击，交替进行。⑥ 双上肢外展交替拍肩。双脚平行站立，与肩等宽，两臂伸直外展，前臂旋后，交替拍同侧肩。⑦ 手指轮替敲击桌面。站立或坐在桌边，双手同时用5个手指轮替地敲击桌面，发出有节奏的声音。⑧ 交替拳掌互击。用左手握拳敲击右手手掌，然后交替进行。⑨ 双手交替屈伸，逐渐加快速度。⑩ 下围棋、跳棋、象棋，玩积木或木钉板训练等，以提高眼手协调能力。

（2）下肢协调训练：① 仰卧位，患者做跟-膝-胫练习。② 坐位，双脚交替拍打地面，逐渐加快速度。③ 坐位，左右交替伸膝、屈膝，逐渐加快速度。④ 坐位，抬腿踏步，左右交替进行，逐渐加快速度。⑤ 高椅坐位，双小腿外展，然后内收，左脚在内收位时放在右脚前，再外展、内收，内收位时右脚在左脚前；交替进行，逐渐加快速度。⑥ 坐位，两腿伸直、外展，内收时左腿放于右腿上；交替进行，逐渐加快速度。⑦ 站位，双脚交替前进、后退；交替进行，逐渐加快速度。⑧ 站立位，先双足并排站立，然后双足足跟碰足尖站立，接着沿一条直线向前行走。⑨ 步行是最有代表性的下肢协调运动。早期训练时，同样要把动作分解到患者能切实掌握并能准确进行的程度。

（3）整体协调训练：① 原地踏步走：踏步的同时双上肢交替摆臂，逐渐加快速度。② 原地高抬腿跑：高抬腿跑的同时双上肢交替摆臂，逐渐加快速度。③ 其他：跳绳、踢毽子等。

5. 坐位训练　并排放3把椅子，患者躯干前倾，双手交叉并向前下方伸出，抬起臀部并用臀部感觉寻找椅子的中心，依次坐到3把椅子上。取坐位，双膝并拢，将双膝倒向健侧；取坐位，将患侧腿跨在健侧腿上方；出现伸肌痉挛时，取坐位，下肢呈全屈曲位，令患者有控制地将下肢徐缓落地；取坐位，足底着地状态下屈曲膝关节。

6. 站起训练　患者双足并列或患足稍向后移；双手交叉，双上肢尽量向前伸出；躯干前倾，抬头，目光平视前方；重心移至双下肢上，为加强患侧下肢负重的感觉，护理人员可用手在膝关节施加压力，缓慢站起。

（三）恢复期的康复护理

1. 上肢功能训练

（1）患者取立位，在护理人员的辅助下保持患肢肘关节伸展状态，完成肩关节外展动作。在完成外展后，进一步练习外展同时外旋的动作。

（2）如患者上肢控制能力较差，可以由护理人员将其上肢置于外展位，然后慢慢松手，完成一定范围的坠落，以诱发三角肌及冈上肌的牵张，促进肌肉收缩（注意控制痉挛）。

（3）由护理人员保持患肢肘、腕关节及手指的伸展，同时完成肩关节屈曲 90°以上，应用推法，促使肘关节伸展和肩关节的固定作用。此手法可在侧方、前方、对角线等各种方位下进行。

2. 下肢功能训练

（1）步行训练：经过立位训练并具有身体平衡能力者，可以进入步行训练。步行训练时，必须有护理人员在旁守护并给予必要的协助，同时，护理人员应当注意纠正患者不正确的体姿和步态，嘱患者在步行训练中要抬头向前看，尽量保持身体的平衡。

1）训练患腿向前迈步：患者站立，并尽量站直，用健手扶栏杆；护理人员在患侧后方，一手扶稳患者髋部，另一手帮助患足先向后退一小步，再向前迈一小步。

2）在侧方帮助患者行走：护理人员站在患侧，一手握住患手使其掌心向前；另一手放在患侧腋下，帮助患者缓慢行走，并纠正其异常姿势。

3）在后方帮助患者行走：护理人员站在患者身后，双手扶住其髋部，并让其站直；在患者抬起健侧下肢时，协助其将患侧下肢站稳，并将身体重心缓慢前移；在患者抬起患侧下肢时，协助其将患侧髋部向前、向下转动。

初期的步行训练，最好选在平行杠中进行。平行杠步行训练不仅安全，而且还可以增强体力，而利于进入用拐杖步行训练。

（2）上下楼梯训练：偏瘫患者上下楼梯训练应遵照健足先上、患足先下的原则。

1）上楼梯：患者先把重心转移至患腿上，之后用健侧足上第一台阶。然后患者把重心前移至患腿上，为了克服患腿开始迈步时的伸肌痉挛，护理人员可用手放在患侧胫骨前面，以帮助患腿屈髋、屈膝并将患足带至第二台阶上，同时要防止患者用力上提骨盆。

2）下楼梯：患者可用健手抓住扶手维持平衡，健腿迈向下一台阶时，护理人员要指导其患膝向前充分屈曲。患腿迈向再下一个台阶时，护理人员应指导患者骨盆向前运动，同时防止患腿内收。当患足放在台阶上时，护理人员应帮助患者重心前移而无膝过伸。

3. 日常生活活动能力训练

（1）饮食训练的护理：在确认患者没有咀嚼、吞咽功能障碍，无呛噎现象发生的情况下，方可进行饮食训练。每次进食后，应及时做口腔护理，避免口腔内残留食物导致并发症的发生。

（2）排泄训练的护理：排泄动作自理的训练，需要在患者具备有坐位平衡能力、衣物整理能力以及身体移动能力的基础上进行。

（3）清洁（个人卫生）训练的护理：协助并指导患者用健手进行洗脸、刷牙、拧毛巾、擦拭身体等个人卫生的动作。

（4）衣物穿脱训练的护理：① 坐位能保持在 30 min 以上者，再进行衣物穿脱的训练为宜。② 衣物的选择，要求选择宽松、拉力好、透气性强、易于穿脱的衣、裤、鞋、袜，上衣款式以套头式的较为便利，鞋子以松紧口或粘拉扣的为宜。③ 更衣顺序，穿衣服时，应先患侧后健侧；脱时，先健侧后患侧。④ 患者在进行衣物穿脱训练时，必须有护理人员在旁守护，必要时给予应有的协助，以防止其更衣中因身体不平衡而出现跌伤等意外情况。

（四）后遗症期的康复护理

1. 上肢功能训练　进一步加大上述痉挛阶段训练中各种运动方式的难度，并将各种训练方式融合到日常生活活动中。

2. 下肢功能训练　此阶段应加强膝关节的选择性运动以及良好的踝关节选择性背屈和跖屈，同时进一步完善下肢的负重能力，提高步行速度和质量。

（五）常见并发症的康复护理

1. 肩关节半脱位　患者除了常规进行运动训练、作业训练、言语训练、针灸、物理因子治疗等常规康复护理外，还应给予针对性的综合康复护理，具体方法如下。

（1）正确体位摆放：患者肩关节损伤，坐位时上肢要置于膝上或桌上，并可在轮椅上置一桌板或枕头，以防止患者的手悬垂。卧位时，患者肩关节后垫一枕头；起坐时，采用 Bobath 握手姿势将上肢前伸放桌上，以减少重力牵引肩部。

（2）主、被动运动：① 患者抬举上肢从鼻侧方向向上、向前；② 向患侧翻身；③ 使健侧的肩向后方回旋；④ 坐位时，应让患肢肘部放置在桌上或轮椅的扶手上。不活动时，上肢采用双侧活动时手的抗痉挛模式放在桌上，并常用健手帮助患手做上抬的活动。

（3）肩吊带：如已出现不全脱位，在转移和活动其他部分时，只好用吊带支托保护。依据每位患者的具体情况，由护理人员为患者定做肩托，起到保护肩关节的作用。

2. 肩手综合征　在临床护理中，应尽可能地防止引起肩手综合征的原因，避免患者上肢尤其是手的外伤（即使是小损伤）、疼痛、过度牵张及长时间垂悬。已有水肿者应避免在患侧静脉输液。在肩手综合征早期（Ⅰ期）进行治疗可取得较好的效果，故应早诊断、早治疗。治疗的主要目标是尽快地减轻水肿、疼痛和僵硬。

（1）放置：在卧位时，患侧上肢可适当抬高；坐位时，把患侧上肢放在前面的小桌子上并用小夹板固定，以避免腕部屈曲。

（2）向心性加压缠绕：手指或末梢的向心性加压缠绕是简单、安全、具有戏剧性效果的治疗方法。用一根粗 1～2 mm 的长线，从远端到近端，先缠绕拇指，然后再缠绕其他每个手指，最后缠绕手掌和手背，一直到恰好在腕关节以上。

（3）冷疗：有止痛、解痉及消肿的效果。用 9.4～11.1℃的冷水浸泡患手 30 min，1 次/日。

（4）主动、被动运动：首先进行肩胛骨活动，之后可在上肢上举的情况下进行三维的肩关节活动。不应练习使伸展的患侧上肢持重的活动。患侧上肢的被动运动可防治肩痛，维持各个关节的活动度，但这些活动应非常轻柔，以不产生疼痛为度。

五、预后及康复教育

虽然对脑血管疾病有很好的康复护理方法，但最关键还是预防脑血管疾病的发生，其工作的重点在控制高血压、心脏病、糖尿病、高血脂、吸烟和酗酒等危险因素，尤其是控制好高血压，可有效地降低脑血管疾病的发生率。

【知识链接】

偏瘫患者手杖的选择

①手杖的高度要适宜，一般与患者的髂骨平行为宜。过高，用不上力而且容易累；过低，容易弯腰，难以保持身体平衡。②手杖的末端应当有橡皮胶垫，以起到防滑作用。③选用多脚手杖时，注意将手杖脚距离较宽的一侧靠近患者身体，以防绊倒。

复习思考题

一、名词解释

1. 脑血管疾病　　2. 肩手综合征

二、填空题

1. 脑血管疾病可分为__________和__________两大类。

2. 偏瘫患者更衣顺序：穿时先________后________，脱衣时先__________后__________。

三、单项选择题

1. 脑血管疾病早期如果注意体位的摆放对以后的康复治疗效果起着重要的作用，在以下体位中(　　)更好些。

A. 仰卧位　B. 俯卧位　C. 健侧卧位　D. 结石位　E. 患侧卧位

2. 脑卒中早期患侧卧位的不正确姿势是(　　)。

A. 患肩前屈　　B. 避免受压和后缩

C. 肘伸直　　D. 前臂旋前

E. 手指伸展手掌向上

3. 在脑血管疾病中，床头柜应摆放在患者的(　　)。

A. 患侧　B. 健侧　C. 左侧　D. 右侧　E. 没有特殊要求

四、简答题

1. 偏瘫患者的痉挛模式为何？如何通过摆放良肢位进行预防？

2. 肩关节半脱位的评估和主要康复护理手段是什么？

(李益平)

【小结】

- 脑血管疾病的康复护理
  - 概述
  - 康复评定
    - 肌力评定
    - 运动功能恢复过程的分期
    - 常见并发症的评定
      - 肩关节半脱位的评定
      - 肩手综合征的评定
  - 康复护理目标
  - 康复护理措施
    - 软瘫期的康复护理
      - 良肢位摆放
      - 翻身训练
      - 桥式运动
      - 摆腿运动
      - 夹腿运动
      - 摆肩运动
    - 痉挛期的康复护理
      - 抗痉挛训练
      - 体位转换训练
      - 平衡训练
      - 协调能力训练
      - 坐位训练
      - 站起训练
    - 恢复期的康复护理
      - 上肢功能训练
      - 下肢功能训练
      - 日常生活活动能力训练
    - 后遗症期的康复护理
      - 上肢功能训练
      - 下肢功能训练
    - 常见并发症康复护理
      - 肩关节半脱位
      - 肩手综合征
    - 预后及康复教育

第二节　脑外伤患者的康复护理

学习目标

1. 脑外伤的康复护理评估方法。
2. 脑外伤患者的康复护理方法。

典型案例

患者，男，因汽车翻车掉进深沟中，头着地，当即昏迷，经 120 急救车送往医院。MRI 检查示：双侧基底节出血。立即手术治疗。目前术后 10 天，患者四肢运动功能差，并伴有意识障碍。

请问：1. 如何进行具体的康复护理评估？

2. 针对该患者的意识障碍，如何进行康复护理？

一、概述

脑外伤(craniocerebral trauma head injury，CTHI)是指头颅和脑受到外来暴力撞击所遭受的外伤，除颅骨和脑组织直接受到损伤外，还常常并发颅内血肿、脑水肿、颅内压增高。其发病率仅次于四肢的外伤，在全身各部位损伤中占第 2 位，但伤残率和病死率居首位，并常与身体其他部位的损伤复合存在。大部分幸存者常遗留不同程度的神经功能障碍，如意识、运动、语言、认知等功能障碍。因此，对脑外伤的患者给予积极的康复是必要的。

(一) 病因

外来暴力的撞击是脑外伤的主要原因，最常见的是意外伤害，如交通事故、工伤、坠落、暴力击打等，在战争时期则为火器伤及撞击。

(二) 临床表现

脑外伤由于损伤部位、程度的不同而表现多种多样。按损伤的机制和表现，脑外伤可分为以下几种。

1. 脑震荡　是一种最轻的脑外伤。该类患者多无明显后遗症。

2. 脑挫裂伤　是最为常见的脑损伤。表现为受伤后立即发生昏迷，昏迷时间长短不等。损伤部位不同可以表现为不同的神经症状，如偏瘫、失语、偏盲、去皮质或去大脑强直等。损伤的程度不同还可伴有不同程度的生命体征改变。

3. 脑干损伤　是一种极为严重的致命性脑损伤，包括中脑、脑桥和延髓的损伤，由外伤直接造成，也可以是脑疝所致。

4. 颅内血肿　血肿可出现在以下部位，即硬膜外血肿、硬膜下血肿、脑实质内血肿。

二、康复评定

脑外伤一旦发生,应力求尽早对患者进行全面的检查,尤其应进行全面的神经系统检查,及早作颅脑 CT 扫描,以及时确定脑损伤的部位、性质、程度及颅内血肿的情况。这不仅可为急性期的治疗提供可靠的依据,也对推断康复的潜力和估计预后提供了很大的帮助。

(一) 损伤严重程度的评定

脑外伤的严重程度在早期是以意识障碍的程度来反映的。当患者意识清楚之后,则可通过伤后遗忘时间来测定。

1. 意识障碍期损伤程度的评定　格拉斯哥昏迷量表(Glasgow coma scale,GCS)是国际上公认的区分昏迷严重程度的量表,对脑外伤预后也有估测意义(表 5-2-1)。

表 5-2-1　格拉斯哥(Glasgow)昏迷量表

项目	检查用刺激	患者反应	评分
睁眼	无	患者自发睁眼	4
	说话或呼唤	大声向患者提问时患者睁眼	3
	疼痛:掐胸部或肢体	被掐疼痛时睁眼无反应	2
	疼痛:同上	无反应	1
运动	运动口令	按命令作出简单运动	6
	疼痛:施加于一个以上部位	患者出现企图逃脱刺激的运动	5
	疼痛:施加于甲床	患者外展肩逃避刺激	4
	疼痛:同上	患者呈去皮质强直:上肢屈曲、内收内旋;下肢伸直、内收内旋,踝跖屈	3
	疼痛:同上	患者出现去大脑强直:上肢伸直、内收内旋,下肢同去皮质强直	2
	疼痛:同上	患者无反应	1
语言	语言:与患者交谈	患者能说明地点,自己是谁和年、月	5
	语言:同上	患者失定向力,语言错乱	4
	语言:同上	说出语言无意义但能被理解	3
	语言:同上	说出不可理解的语言	2
	语言:同上	无	1

GCS 计分=E 分+M 分+V 分。最小为 3,最大为 15。≤8 示昏迷,≥9 示无昏迷;<8 示严重损伤,9~11 示中度损伤,≥12 示轻度损伤。

2. 连续记忆恢复后损伤程度的评定　患者意识清醒后可以通过伤后遗忘评估损伤程度。伤后遗忘是指受伤后记忆丧失到记忆恢复所需的时间。患者是否恢复了记忆可以通过 Galveston 定向遗忘试验(GOAT)进行检查(表 5-2-2)。通过提问表中的问题,检查患者的记忆,回答错误予以扣分,100 减去总扣分为 GOAT 分。正常为 75～100,异常边缘为 66～74,异常为 66 以下。

根据伤后遗忘时间可以评估脑外伤的程度,在 5 min 之内为极轻度损伤,5～30 min 为轻度损伤,1～24 h 为中度损伤,1～7 d 为重度损伤,1～4 周很重度损伤。

表 5-2-2　GOAT 内容与评分

问题	答错扣分
1. 你姓什么,叫什么名字	−2(姓−1,名−1)
你何时出生	−4
你住在哪里	−4
2. 你现在在哪里	
答不出城市名	−5
答不出在医院	−5
3. 你哪一天入院的	−5
你怎么到医院的	−5
4. 伤后你记得的第一件事情是什么	−5
你能描写一下伤后你记得的第一件事情吗	−5
5. 伤前你记得的最后一件事情是什么	−5
你能描写一下伤前你记得的最后一件事情吗	−5
6. 现在是几点几分	至多−5(与准确时间每相差 0.5～1 h)
7. 现在是星期几	至多−5(与准确时间每相差 1 日−1)
8. 今天是几号	至多−5(与准确时间每相差 1 日−1)
9. 现在是几月	至多−5(与准确时间每相差 1 月−1)
10. 今年是哪一年	至多−5(与准确时间每相差 1 年−1)

(二) 认知障碍的评估

认知是人类认识客观事物,并从周围世界获得知识及使用知识的活动,是人的大脑对外界信息进行积极的加工、处理和操作的过程。认知功能的评估主要是对患者的记忆力、注意力及综合思维等方面的能力进行测评。

(三) 行为障碍的评定

脑外伤患者由于受伤后加工信息的能力降低,不能对正常的刺激作出合适的反应,以及出现失语、视听障碍、认知障碍等,使他们预测动作的后果和抑制冲动的能力下降，常出现行为异常。表现为有攻击性、易冲动、幼稚、反社会性、丧失自知能力、无积极性、有强迫观念等。

行为障碍的评估主要通过行为记录。行为记录的目的主要是发现患者不恰当的行为及其发生频率，以便为行为治疗制定目标，方法如下。

1. 测定行为基线　首先观察和记录患者 12 h 内做的每件事情，从中找出违反常理或反社会性的不恰当行为。然后从中选出出现频率最高、持续时间最长的不恰当行为作为首先要处理的靶行为。在治疗过程中，可对靶行为每日每 12 h 观察记录 1 次，每次 1 h，一般在早晨 8 时和晚上 8 时进行，以观察靶行为在治疗中的反应。

2. 行为评分　对每小时靶行为出现的次数进行评分，难得见到 1 次为 1 分，每增加 3 次增加 1 分，每小时超过 25 次或任何时候都有评 10 分。

（四）运动障碍的评定

脑外伤后引起的运动障碍是多种多样的，以上运动神经元损伤所致多见，如出现痉挛、挛缩、偏瘫、截瘫、共济失调。

三、康复护理目标

1. 患者意识障碍通过有效的治疗及感觉刺激训练得以尽快恢复。
2. 患者通过康复训练和重新学习重新获得认知功能。
3. 患者通过 ADL 训练能有效恢复 ADL 功能，重新回归社会。

四、康复护理措施

（一）急性期

由脑外伤的恢复过程可以看出，其恢复的最佳时间是伤后 6 个月内，因此早期康复十分重要。目前国际上一致强调脑外伤的康复治疗应从急性期介入，这直接关系到康复治疗效果的好坏。

一般认为，当脑外伤患者的生命体征稳定，特别是颅内压持续 24 h 稳定在 20 mmHg以内，即可进行康复治疗。其康复内容如下。

1. 定时变换体位和保持良好的肢位　昏迷状态使患者的体位长期固定，这样不仅易产生压疮，而且可以导致关节的畸形挛缩。经常进行体位变换和保持良好的肢体位置（参见脑血管病的康复护理），如每 2 h 进行 1 次体位变换，有助于预防肺部感染和促进其康复。

2. 关节被动活动　脑外伤所造成的去大脑及去皮质强直可以导致肌张力异常地增高，再加上昏迷造成关节长期不能活动，很容易发生肌挛缩及关节挛缩。因此被动活动关节，保持关节的活动范围是必要的。一般每次可被动活动全身肢体各关节 3～5 次，每日 1～2 次。活动时注意手法轻柔，避免造成患者疼痛和损伤。

【知识拓展】

脑外伤患者被动活动原因

脑外伤所造成的去大脑及去皮质强直可以导致肌张力异常地增高，再加上昏迷造成关节长期不能活动，很容易发生肌挛缩及关节挛缩。因此被动活动关节，保持关节的活动范围是必要的。

3. 呼吸管理　是脑外伤全身管理的重要一环。保持呼吸道通畅可以采取定时变换体位，进行体位引流，拍打背部等措施。

4. 坐位训练　早期坐位训练应根据患者的病情而定，病情重、昏迷深、并发症多，颅内压持续高于 24 mmHg 者，应严禁坐位。与此相反，可在严密的观察下逐步坐起。头部的位置可分阶段进行。在坐起的过程中，一旦意识障碍加重应立即停止。

（二）昏迷阶段

脑外伤患者经过积极的外科处理后，病情转稳定，颅内压维持在 20 mmHg 以下，并持续 24 h 以上，即可转入康复病房进行治疗，同时开始进行全面的恢复期康复。

1. 听刺激　可以与患者进行正式的交谈，进行专题讨论，或者听收音机、电视机的声音，但要注意防止噪声或多种声音混杂。

2. 视刺激　可以给患者看其家属或朋友的照片，注意要在其全部视野范围内进行系统的刺激。

3. 嗅刺激　把患者平时喜欢的香水或咖啡放在其鼻子前，让患者随呼吸吸入，每次 10～15 s。

4. 味觉刺激　用棉球蘸调味汁涂在患者的口唇或舌上，或用带有调味汁的冰块放在患者的口内。但应注意有吞咽障碍的患者不宜进行此刺激，以免发生窒息。

5. 触觉刺激　通过给患者翻身、洗澡、穿衣服等对其身体的各个部位进行触觉刺激，也可对患者身体进行按摩。

6. 前庭刺激　通过对患者进行颈部运动，如在垫上作旋转或轮椅上作摇摆式推进运动可以进行前庭刺激。

以上的刺激可在 1 次训练中运用 1～2 种，每次 15～30 min。进行刺激时，应密切注意观察患者的反应，如心率、血压、呼吸等的变化，以及是否出现眼球运动、面部的奇怪表情、头部的转动等。

除此之外，高压氧治疗是被国内公认的脑外伤有效治疗方法。对于药物促醒，目前尚无特效的药物，对年轻患者可以试用促甲状腺激素释放激素。

（三）清醒阶段

此期中认知障碍的康复成为最突出的问题。

1. 认知障碍的康复　是指在脑功能受到损伤后，通过训练和重新学习，使患者重新获得较有效的信息加工和执行行动的能力，以改善其日常生活能力的康复措施。目前常用的康复方法很多，大致可分为单维和多维两大类。

（1）单维法：即单独治疗认知障碍中某一功能障碍。

1）记忆训练：脑外伤后记忆的恢复主要依赖于脑功能的恢复。训练方法如下。① 视觉记忆训练：将患者熟悉的日常生活用品的几张图片给其看 5 s，然后收回，让患者说出看到物品的名称，反复进行，并逐渐增加图片的数量。② 读报训练：让患者说出读过报纸的栏目名称，成功后再训练说出其感兴趣的内容。③ 地图作业训练：找一张有街道和建筑物而无文字标识的地图，治疗者用手指出从某处出发，沿街道走到某处停住，让患者从停止处沿路线回到出发点。反复 10 次，连续 2 日无错误的，再增加难度。

除此之外，在日常生活中还应注意：建立恒定的日常活动规律；充分利用视、听、触、嗅和运动等多种感觉输入配合训练；每次训练时间要短，记忆正确及时者给予鼓励；多利用记忆辅助物，如记事本（记有家庭地址、常用电话号码、生日等），并养成经常记录和经常查阅记录的习惯。

2）注意力训练：注意是指在某一段时间内人的精神活动集中指向一定对象的心理过程。注意力发生障碍可用以下方法进行训练。① 猜测游戏训练：先找 2 个透明的杯子和 1 个弹球，在患者的注视下，把弹球放入其中 1 个杯子中，让患者指出有弹球的杯子；反复数次，正确后改用不透明的杯子；随着患者的进步不断增加难度，如增加杯子的数量或球的数量。② 删除作业训练：在纸上写出几个大写汉语拼音字母。让患者用铅笔删去指定的字母；成功后改变字母的顺序，再删除指定的字母；逐渐缩小字母完成上述训练。③ 时间感训练：让患者按照要求启动秒表，并在 10 s 时停止，反复数次；成功后逐渐延长时间，当延长至 1 min 时，且误差小于 1～2 s，改为不让患者看表，心算到 10 s 停止，直至正确。④ 思维训练：思维是大脑的高级功能，包括推理、分析、比较、综合、抽象等过程，对思维障碍可采用以下方法训练，取一张当地报纸，先让患者说出头版的信息，如报纸的名称、大标题、日期等。如果正确，再请患者指出报纸的专栏，如体育、商业分类广告等。如果无误，再训练患者寻找特殊信息，如当日的天气预报等。

除此之外，目前计算机在认知障碍康复中有广泛的应用，它可以用于训练患者的注意力、集中、手眼协调、分辨力等多方面的能力。其优点是：可以在高度控制下给患者以刺激；患者只需要和自己竞争，易于看到成果，从而可增加其积极性和信心；准确、客观，患者乐意使用。但其缺点是：计算机缺乏人的感情和社会性，不能与患者交流，因此不能单靠计算机进行训练。

（2）多维法：是一种环境治疗，不是针对某一种认知障碍进行的治疗，而是综合地考虑患者的性格、情绪、生活和社会等诸多因素。

单维法方法简单，在我国仍然被广泛地采用，但效果一般较差。多维法要求护理人员有较高的水平，但它不论在治疗的范围上还是种类上都远远超出单维法，已成为目前公认的有效方法。

2. 行为障碍的康复　通过对患者的行为进行评估而确定靶行为，进行评分之后，可以采取以下措施予以治疗。

（1）强化与惩罚：强化是在行为出现之后采取任何一种能促使该行为重复出现的措施，惩罚则是在行为出现之后采取一种能使该行为尽量少出现的措施。两者是行为治疗的重要手段。日常生活中常用到的强化是注意和表扬。当患者出现不恰当的行为时，系统地撤销过去给予其所喜爱的强化物是常用的一种惩罚。例如，某患者原来得到的优惠是每周看一次电影，当患者对别人进行人身攻击时，应取消优惠直到其恢复正常为止。

（2）消除：是使行为得不到强化而自动减弱或消失。如当患者出现不当行为时，把患者带入空房子（暂停室）停留 2～5 min，或把患者带到房子的另一端，也可采取不予理睬的方法，使其行为得不到加强而逐渐消失。

3. 运动障碍的康复　脑外伤后可以出现多种多样的运动障碍，其运动障碍的特点是瘫痪可以发生在任何肢体上，无特定的运动痉挛模式，多表现为肢体的控制障碍。运动障碍的康复也是脑外伤康复的重要内容之一。

（1）痉挛：是中枢神经损伤的表现之一，在脑外伤中很常见。其康复可采取以下措施：① 采取某些姿势抑制痉挛，如仰卧屈髋、坐位等。② 肌松弛药物丹曲林最有效。③ 按摩可以调节运动中枢兴奋状态，缓解肌紧张。按摩时，手法从轻逐渐加强，每次约半小时。④ 其他，如针刺、穴位注射、温泉浴等均可起到良好的效果。

（2）基底节综合征：舞蹈性手足徐动可试用氟哌啶醇、吩噻嗪等，舞蹈症可用氟哌啶醇和吩噻嗪，肌紧张障碍可以用抗组胺药、抗胆碱药或地西泮。

（3）瘫痪：下肢瘫痪的康复同脑血管疾病的运动康复。对上肢瘫痪者，早期应鼓励患者先从屈曲性联合运动开始；到后期，当这种联合运动干扰了正常活动时，则应发展伸肌联合运动来抑制屈肌联合运动。

五、预后及康复教育

脑外伤是一种严重致残性疾病，其预后与患者的损伤程度、康复治疗的介入、家庭的支持等多种因素有关。目前颅脑受损者，即便是有良好的康复介入，仍有部分人永久残疾。

【知识拓展】

弗伦克尔（Frenkel）体操训练法

弗伦克尔体操是为改善下肢本体感觉控制而逐渐增加难度的一组训练技术。在开始时是没有重力的简单运动，而后逐渐发展到使用髋和膝部运动并在抗重力下进行更为复杂的运动。它对由中枢神经系统病变引起的本体感觉障碍特别有用。其要点是在训练时使患者集中注意力，学会用视觉代替消失的本体感觉。

开始训练时，应在护士指导监护下进行，强调动作要慢、准确，位置要适当，由易到难。具体包括仰卧、坐位、站立位及放松练习。现简单介绍 4 节：① 右足滑行，右髋、膝由伸直变为屈曲，复原。双侧交替练，各练 10 次，先睁眼练后闭眼练。② 同上体位，右髋膝屈曲后外展、外旋，立起膝部，还原。双侧交替各练 10 次，先睁眼练，后闭眼练。③ 同上体位，右足跟由左膝下滑行到踝，还原。余同上。④ 同上体位，右足跟由左膝下滑行到踝，抬起，再还原。余同上。

复习思考题

一、名词解释

1. 脑外伤　　2. 靶行为

二、填空题

1. 脑外伤认知障碍的康复方法主要分为：__________和________。

2. 脑外伤昏迷阶段的感觉刺激主要包括______________、____________、____________、__________、__________和__________。

三、单项选择题

1. 脑外伤早期康复介入一般认为颅内压持续 24 h 稳定在(　　)mmHg，即可进行康复治疗。

A. 10　　B. 15　　C. 20　　D. 25　　E. 30

2. 脑外伤康复的最佳时间是(　　)个月内。

A. 3　　B. 6　　C. 9　　D. 12　　E. 15

3. 对昏迷阶段的患者主要进行的康复治疗是(　　)。

A. 感觉刺激　　B. 认知训练　　C. 站立训练
D. 平衡训练　　E. 行为障碍康复

4. 脑外伤急性期时，(　　)是全身管理的重要环节。

A. 循环管理　　B. 消化管理　　C. 清洁管理
D. 呼吸管理　　E. 以上都是

5. 行为测定时，每增加靶行为(　　)，增加 1 分。

A. 5 次　　B. 4 次　　C. 3 次　　D. 2 次　　E. 1 次

四、简答题

1. 格拉斯哥(Glasgow)昏迷量表的临床意义为何？
2. 认知障碍评估的内容是什么？
3. 认知障碍的康复护理内容是什么？

【小结】

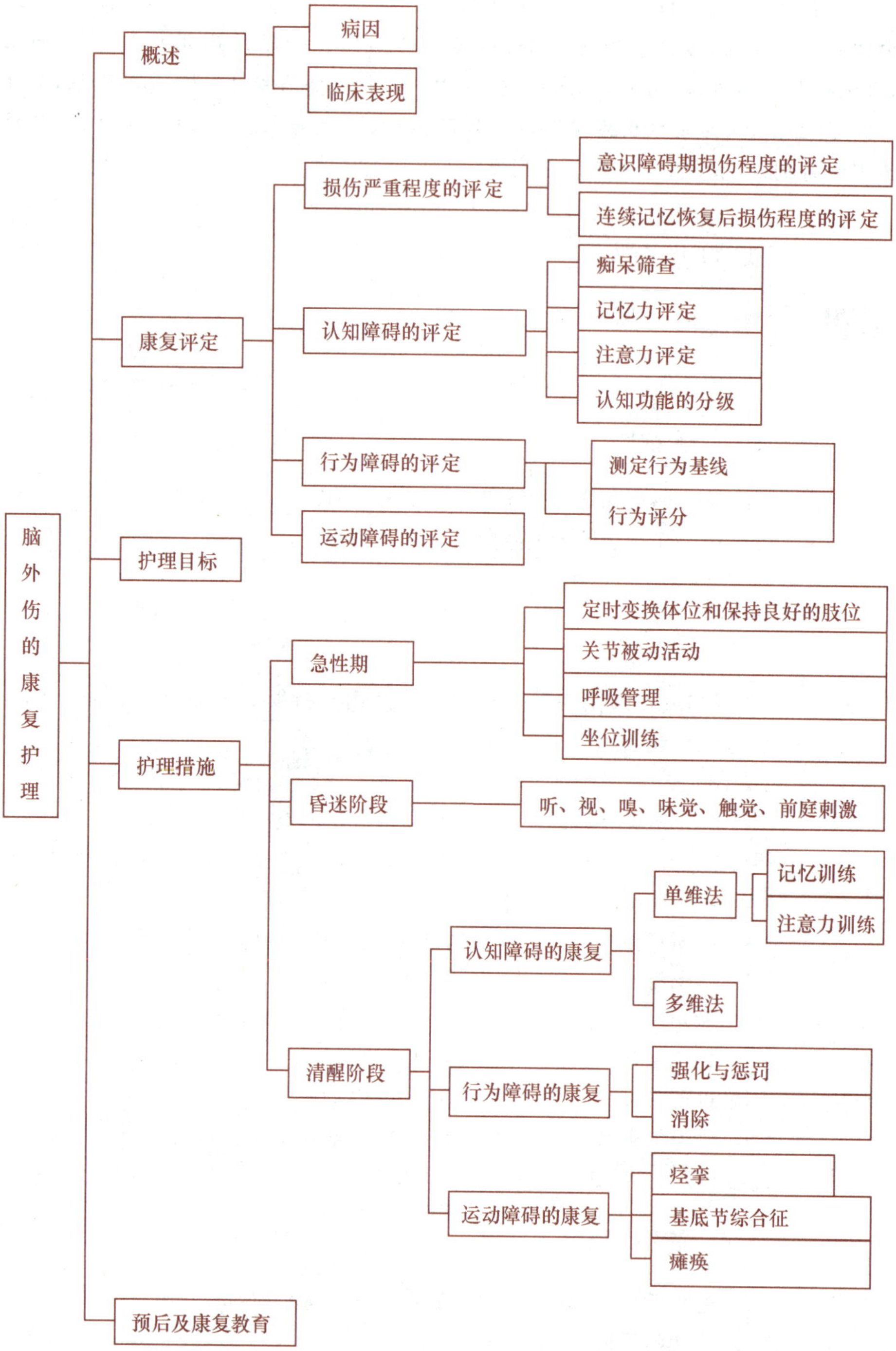
脑外伤的康复护理
概述
病因
临床表现
康复评定
损伤严重程度的评定
意识障碍期损伤程度的评定
连续记忆恢复后损伤程度的评定
认知障碍的评定
痴呆筛查
记忆力评定
注意力评定
认知功能的分级
行为障碍的评定
测定行为基线
行为评分
运动障碍的评定
护理目标
护理措施
急性期
定时变换体位和保持良好的肢位
关节被动活动
呼吸管理
坐位训练
昏迷阶段
听、视、嗅、味觉、触觉、前庭刺激
清醒阶段
认知障碍的康复
单维法
记忆训练
注意力训练
多维法
行为障碍的康复
强化与惩罚
消除
运动障碍的康复
痉挛
基底节综合征
瘫痪
预后及康复教育

（李益平）

第三节　脑瘫患儿的康复护理

学习目标

1. 脑瘫患儿主要功能障碍的康复评定内容及方法。
2. 脑瘫患儿康复治疗的护理措施。
3. 脑瘫患儿预后及康复教育内容。

典型案例

患者，男婴，11个月，因出生至今仍不能坐稳而入院检查。患儿在新生儿期曾诊断为胆红素脑病(核黄疸)，于当地医院行换血术及脑苷肌肽治疗。查体：独坐侧方保护性伸展反射不完善，后方保护护未建立；不会爬行；手支撑差，手握拳状；双下肢肌张力增高，伸肌明显；腱反射正常，巴宾斯基征(-)。诊断：① 脑性瘫痪，② 运动发育迟缓。

请问：1. 试给出该患儿的康复评定。

2. 如何指导患儿进行康复训练？

3. 如何为患儿做健康教育？

一、概述

小儿脑性瘫痪(cerebral palsy，CP，简称脑瘫)是指自受孕开始至婴儿期非进行性脑损伤和发育缺陷所导致的综合征，主要表现为运动障碍及姿势异常。它是小儿时期最常见的一种中枢神经伤残，是儿科康复中的主要对象。

二、康复评定

脑瘫患儿的护理评估要从以下3个方面进行，即运动障碍评定、智力障碍评定及言语、听力评定。

(一) 运动障碍的评定

1. 运动发育落后的评定

(1) 头部控制：健康婴儿一般4～6个月时已经能良好地控制头部，在任何体位下都可以翻正头部，并始终将头部保持正中位置；但迟缓型和徐动型脑瘫患儿头翻正能力降低，头的控制不好，表现为抬不起头和异常姿势。

(2) 翻身：一般6～8个月的婴儿能独立地翻身，动作流畅。由于肌张力异常、发育迟缓及异常反射的存在，妨碍了肩部与骨盆间的相对旋转，迟缓型、痉挛型、手足徐动型脑瘫患儿不能完成翻身动作。

(3) 跪、爬：健康婴儿7～12个月时可以手足四点跪；7～8个月时开始腹爬，9个月可以四肢爬，10 个月以后可以爬高；18 个月时可以自跪。应注意患儿以上动作的出现时间。

(4) 站立：8 个月的婴儿开始能扶着栏杆站起来，至 10 个月已能独立站稳。

(5) 行走：健康小儿 12～18 个月就具备了行走的能力，而且逐渐平稳。脑瘫患儿由于头、颈、躯干的控制不好，肌张力异常及没有足够的肌力等，最终导致患儿不能行走或行走姿势异常，如双腿交叉，腕肘屈曲，用脚尖行走等。

2. 肌张力及关节活动度的评定

(1) 肌张力检查：可以通过抱患儿的感觉、触觉及被动运动进行检查。① 肌张力增高：触摸肌肉硬度增加；被动运动时阻力增加，有紧硬感；固定肢体近端，摆动远端关节及肢体，肢体摆动度小。② 肌张力减低：触摸肌肉松软，被动运动时无阻力，肢体摆动度大。

(2) 关节活动度检查：肌张力的改变常常影响关节活动度。检查时被动活动关节，观察关节伸展、屈曲的角度。一般可以检查下列关节角度。① 内收肌角：即小儿仰卧位，检查者手握其膝部，使双下肢伸直，并外展，两腿之间的角度。② 腘窝角：即小儿仰卧位，使一侧下肢屈髋、屈膝，贴近腹部，再伸直膝关节，大腿与小腿之间的角度。③ 足背屈角：即用手按住小儿足部，使其尽量向小腿方向背屈，足部与小腿之间的角度。④ 足跟耳试验（髋关节角度）：即小儿仰卧位，拉小儿一侧足，尽量向同侧耳部靠拢，足跟和臀部连线与桌面形成的角度。

以上角度的正常范围见表 5－3－1。若内收肌角、腘窝角及足跟耳试验（髋关节角度）大于正常值，提示肌张力低下；小于正常值，则提示肌张力增高。足背屈角相反，小于正常值，提示肌张力低下；大于正常值，则提示肌张力增高。

表 5－3－1　正常小儿的关节活动度

检查项目	1～3 个月	4～6 个月	7～9 个月	10～12 个月
内收肌角	40°～80°	70°～110°	100°～140°	130°～150°
腘窝角	80°～100°	90°～120°	110°～160°	50°～170°
足背屈角	60°～70°	60°～70°	60°～70°	60°～70°
足跟耳试验（髋关节角）	80°～100°	90°～130°	120°～150°	140°～170°

3. 原始反射的评定

(1) 惊吓反射（Moro 反射）：让小儿半卧位，检查者用手托其颈部使头背屈，然后突然松手，患儿出现双上肢外展屈曲、内收，手指扇形展开，呈拥抱样动作，下肢伸展，足趾分开，小儿多呈惊吓状，此为拥抱相（图 5－3－1a）；不出现以上反应则为阴性（图 5－3－1b）。如患儿出现双上肢外展，迅速落在床上，则称为伸展相。此反射拥抱相应在0～3个月消失，伸展相在 3～6 个月消失。如果此反射持续存在，表示有大脑损伤，运动发育有障碍，特别是平衡功能无法发展。

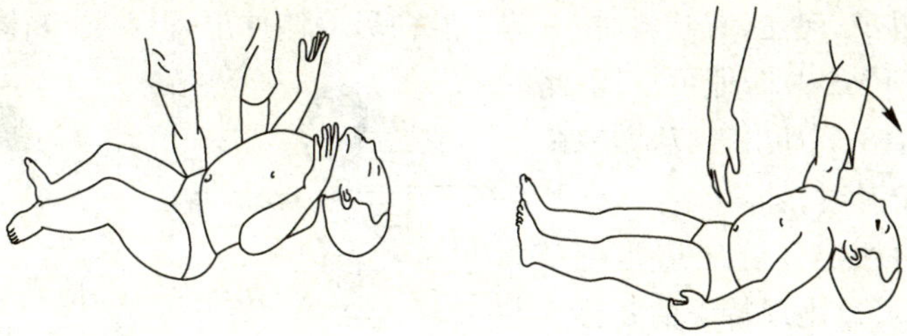

a　　b

图 5-3-1　惊吓反射

(2) 非对称性紧张性颈反射：仰卧位使小儿头转向一侧，出现颜面侧上下肢伸直，对侧上下肢屈曲为阳性（图 5-3-2a）；否则为阴性（图 5-3-2b）。正常小儿此反射2～3个月消失。如果过早消失，表示有肌张力不全；持续存在和反射增强，则见于椎体束或椎体外系病变，是重症脑瘫常见的体征。

(3) 手握持反射：刺激小儿手掌尺侧，可以引起其手指屈曲抓物。正常时，该反射在 2～3 个月消失。如果过强或持续存在，见于痉挛性脑瘫和胆红素脑病；减弱或消失见于高位脊髓损伤和迟缓型脑瘫。

(4) 躯干侧弯反射：让小儿直立或俯卧位，用手刺激其背部脊柱旁 2 cm 部位，可引起躯干向刺激侧弯曲。该反射在正常婴儿于 3～6 个月消失。手足徐动型脑瘫可持续阳性，偏瘫型脑瘫则一侧减弱或消失。

(5) 紧张性迷路反射：使小儿俯卧位时头稍前屈，则出现四肢屈曲，两腿屈曲于腹下（图 5-3-3）。该反射正常 4 个月消失，痉挛型脑瘫患儿可增强并维持时间延长。

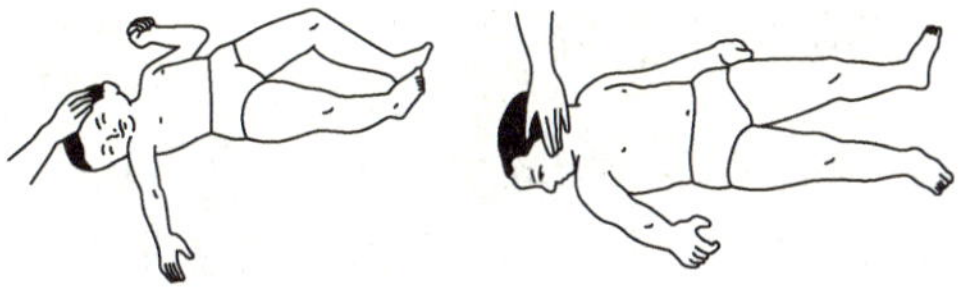

a　　b

图 5-3-2　非对称性紧张性颈反射

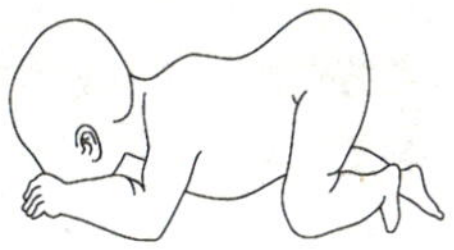

图 5-3-3　紧张性迷路反射

4. 自动反应的评定

(1) 倾斜反应：让小儿仰卧或俯卧于平板上，左右倾斜平板，立即出现头直立，仰卧时上下肢向外伸展，俯卧时上下肢也呈伸展的平衡反应。一般 6 个月的正常婴儿已经具有阳性反应，并将维持一生。

(2) 坐位平衡反应：让小儿坐位或扶坐位，测试者分别向前、向后、向侧推小儿的身体，小儿分别出现上肢主动向前、向后、向侧方伸展以维持平衡的反应为阳性（图 5-3-4a），否则为阴性（图 5-3-4b）。此反应应在 6～9 个月出现并维持一生。

(3) 立位平衡反应：让小儿立位，使其前后左右倾斜，向前、后倾斜时，小儿出现主动向前、向后迈步；向左、右倾斜时，一侧下肢向另一侧伸出，以保持身体平衡。正常小儿前方平衡于12个月时即可出现，侧方平衡则需在18个月出现，后方平衡出现需在24个月时。

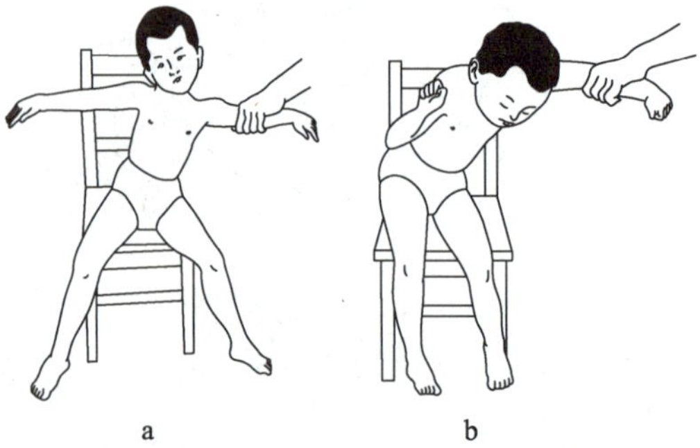

图5-3-4 坐位平衡反应

5. 姿势的评定 脑瘫患儿由于肌张力的异常可以出现特殊的姿势。

(1) 肌张力减低的脑瘫患儿的异常姿势：由于肌张力减低，此类患儿俯卧时呈W型姿势(图5-3-5a)；仰卧时呈蛙位姿势(图5-3-5b)；坐在椅子上时呈折刀状坐姿(图5-3-5c)；用双手挟患儿腋下抱起时，患儿则表现为翼状肩姿势(图5-3-5d)，托起患儿时，姿势如图图5-3-5e。

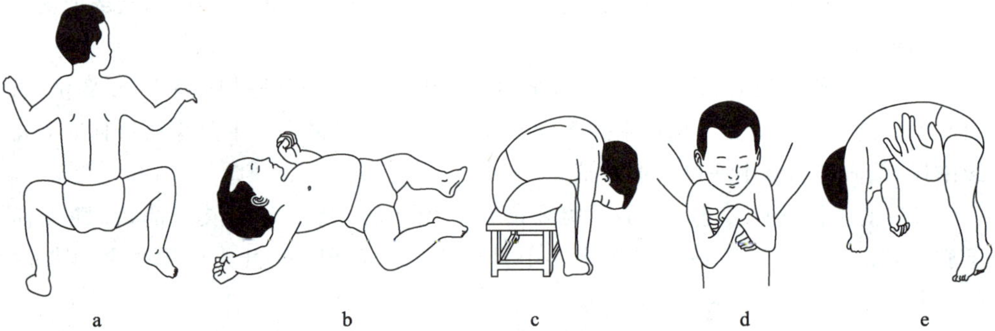

图5-3-5 肌张力减低患儿的异常姿势

(2) 肌张力增高的脑瘫患儿的异常姿势；患儿仰卧时姿势如图5-3-6a；下肢常呈剪刀状交叉(图5-3-6b)；站立时常出现股内收(图5-3-6c)；有些患儿出现角弓反张(图5-3-6d)；爬行时姿势如图5-3-6e；患儿被拉起时由于肌张力增高，则出现下肢的屈曲(图5-3-6f)。

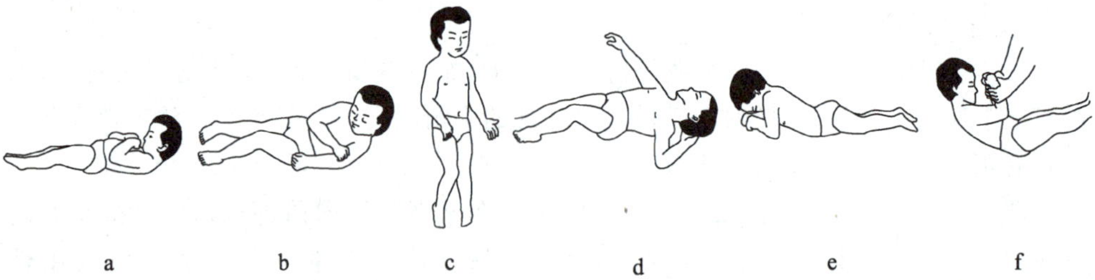

图5-3-6 肌张力增高患儿的异常姿势

(二) 智力障碍的评定

智力测定是评定智力水平的科学手段，通过智力测定不仅可以了解脑瘫患儿是否合并智力障碍，从而为康复治疗提供可靠的依据；还可以及早发现智力低下的儿童，以早期开展特殊教育。

不同年龄阶段的儿童可以使用不同的智力量表进行检查。一般从出生至6岁的儿童可以进行筛选试验，使用丹佛筛选测验(DDST)，诊断性试验则使用我国修订的韦氏智力量表等进行检查。

(三) 言语、听力的评定

儿童的语言是随着其发育和成长逐步完善的，因此，对患儿进行语言评定应根据儿童语言的发育规律。一般小儿2周岁还不会说话即应引起注意，并密切观察。脑瘫患儿常伴耳聋，尤其是手足徐动型患儿。对言语和听力的评定应包括以下几方面。

1. 先进行听力测试，再进行脑听力诱发电位检查。
2. 检查构音器官。
3. 检查构音。
4. 检查语言发育。

三、康复护理目标

1. 早期发现脑瘫的临床表现和体征，为医疗提供可靠依据，便于早期诊断。
2. 采取护理措施，纠正异常体位，从而尽量减少肌肉的紧张(或松弛)程度，以利于日常生活能力的训练。
3. 根据脑瘫的病情程度，给予不同程度的日常生活活动(ADL)自理训练和护理。
4. 创造良好的心理环境，促进 ADL 自理能力的提高。
5. 预防关节挛缩、畸形或者因跌伤造成的二次损伤并发症的发生，最大限度地减少障碍，以提高生活自理程度。

四、康复护理措施

根据脑瘫的临床表现、康复评定结果和康复治疗的特点，拟定出康复护理计划和康复护理目标。针对运动疗法和作业疗法治疗手段实施具体的康复护理措施。

1. 不正确姿势的纠正

(1) 正确的抱姿

1) 面对面抱法(图5-3-7)：① 双手托臀法：适用于上肢有一定肌张力的患儿。嘱患儿将双手搂抱在抱者的颈后，抱者用双手托住患儿的臀部，并使其双腿分开，置于抱者胯部的两侧。② 一手托头一手托臀法：适用于肌张力低的患儿。抱者一手托住患儿的头后部，并且用此手的前臂内侧托住患儿的背部，另一手托住患儿的臀部，并使其双腿分开，置于抱者胯部的两侧。

2）面对背抱法：① 双手抱胸、腹法（图 5-3-8a）：适用于手足徐动型脑瘫患儿。抱者位于患儿的背后，用双手从患儿的腋下插入至前方，然后用双手搂抱在患儿的胸腹部。② 双手抱膝法（图 5-3-8b）：为了利于患儿头、躯干的伸展而采用这种方法。抱者位于患儿的背后，用双手从患儿的腋下插入至前方，将患儿的双手置于腹部使双膝与髋尽量呈屈曲状态，然后用双手搂抱在患儿屈曲的小腿部。

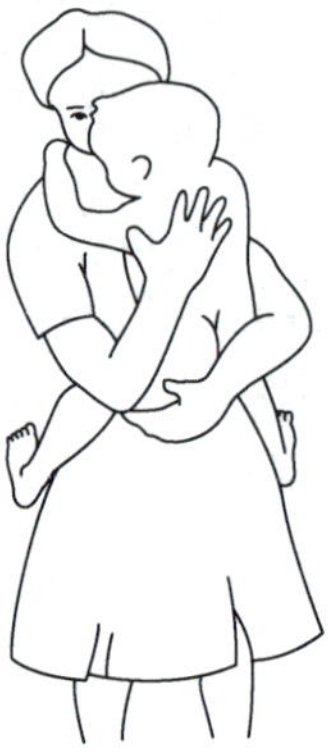

图 5-3-7 面对面抱法

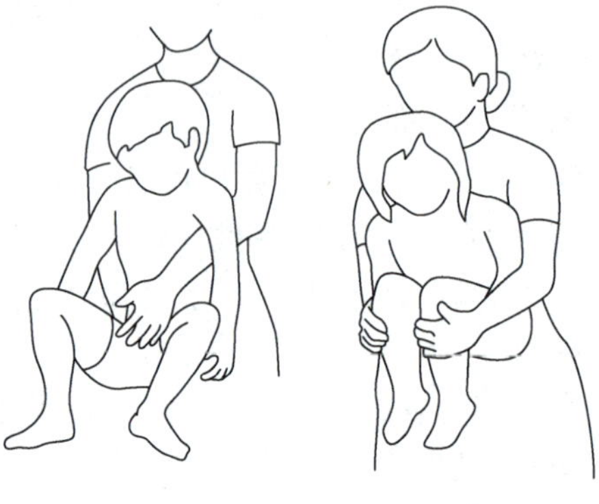

图 5-3-8 面对背抱法

（2）适宜的卧姿

1）悬吊式软床上的仰卧位：这种卧位可与侧卧位交替使用，其作用在于使躯干屈曲，抵抗背屈和向位旋转的出现，从而有利于头部保持中位（图 5-3-9）。

2）侧卧位：有利于对抗全身伸肌痉挛或紧张性颈反射作用，而改善全身痉挛状态（图 5-3-10）。

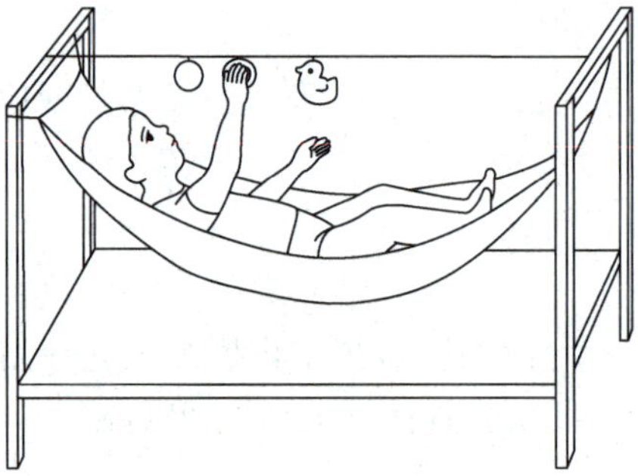

图 5-3-9 仰卧位的矫正姿势

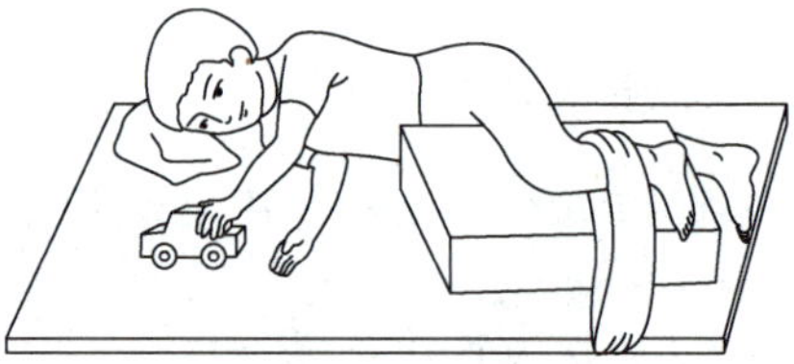

图 5-3-10 侧卧位的矫正姿势

3）俯卧位：有利于患儿抬头功能的训练，但容易出现不正确的姿势。因此，护理人员应当随时纠正和保持患儿的正确俯卧位。例如，将患儿俯卧在床面上，护理人员一手托起患儿的下颌使其头部抬起，另一手握住患儿的上肢前臂或肘部向前屈曲，然后，在患儿的前胸下垫以约 10 cm 高的软枕或海绵垫支起上身，以便其进行抬头动作训练（图 5-3-11）。

(3) 睡姿的调整：脑瘫患儿存在着非对称性紧张性颈反射，容易致使头偏向一侧而不能保持在中位。护理上需要时常对脑瘫患儿的睡姿给以调整，一是最好采取侧卧位，二是采用悬吊式软床上的仰卧位交替。另外，在睡眠时，将患儿双手合拢于胸前，有利于训练其双手趋近于人体的中心位，缩短两上肢间的距离，可起到为日后持物、进食等 ADL 训练进行前期的肢体纠正作用。

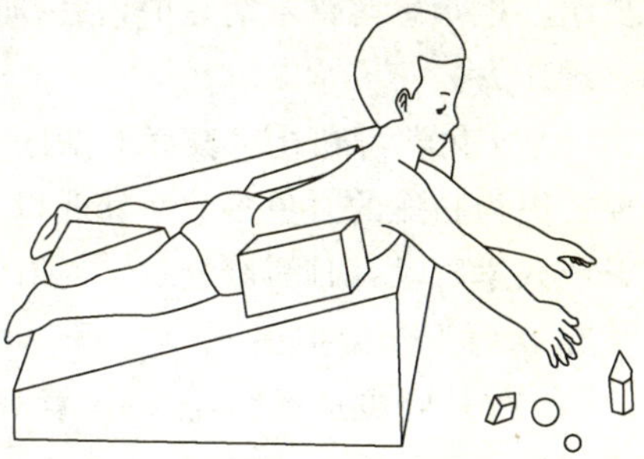

图 5-3-11 俯卧位的矫正姿势

2. 日常生活活动(ADL)训练护理　主要有饮食、排便、排尿、更衣、语言交流、文化学习几项内容。

(1) 饮食护理：一般脑瘫患儿的体重偏低，营养较差。原因之一是饮食摄入存在一定障碍，如头位不能居于正中，上肢屈肌紧张，坐位不平稳，眼与手的协调能力差等因素，而难于把食物送入口中；再加上有咀嚼、吸吮、吞咽等进食、进水的功能障碍等所致，都严重影响了食物的摄取和营养的供给。所以，对脑瘫患儿的饮食护理非常重要。

1) 调整稳定的坐姿，坐位困难者应用软枕等物支撑。

2) 调整头和手的位置，抬起头，使双手位于胸前并处于合拢的位置。

3) 软瘫型的患儿应抱着喂食、喂水。

4) 进食、进水时避免情绪刺激或分散精力。

(2) 排便护理：脑瘫患儿多有便秘，一方面是由于肠蠕动功能低下，运动量不足，以及食物摄取成分不平衡等原因所造成；另一方面，排便姿势的训练也十分重要。因此，在护理上要注意排便姿势的训练。

1) 在患儿体力和年龄允许的情况下，尽量训练使用坐厕排便姿势，主要是要具有能站立、坐和股关节、膝关节屈曲的功能。

2) 患儿体力和年龄不允许的情况下，应由护理人员协助排便。即护理人员将患儿头、背部靠托在自己的胸前，然后双手把住患儿的两侧大腿下侧，并将其分开，将髋、膝关节屈曲，使患儿的臀部略下垂。这种位置利于排便。

(3) 排尿护理：脑瘫患儿排尿功能也存在不同程度的障碍，常表现为尿失禁。在护理上应注意，选择适当的收尿器；经常观察和保护局部皮肤；注意尿道口的清洁和消毒，保持床单和衣物的清洁与干燥，以预防泌尿系感染等。

(4) 更衣的护理：脑瘫患儿身体姿势的异常和运动功能障碍，会带来衣物的穿脱困难。因此，需要采取正确的方法才能便于患儿衣物的穿脱。

1) 伸肌痉挛的患儿，在更衣前，护理人员取坐位，将患儿俯卧于护理人员的大腿上，以矫正其背肌痉挛的程度，易于衣物的穿脱。

2) 加强与穿脱衣物有关的身体姿势和肢体关节活动训练，如坐位、立位训练，髋关节、膝关节、肘关节、腕关节的屈曲等。

(5) 语言交流的护理：脑瘫患儿的语言能力很差，因此情感交流会受到影响。在护理上，护理人员首先要配合语言康复医师的训练指导，积极鼓励和引导患儿说话；其次要耐心地听患儿讲不清楚的语言，听不懂时也不能有不耐烦的态度，避免造成患儿的心理压力。

（6）文化学习和礼仪教育工作：这是脑瘫患儿与其他康复对象对康复护士的特殊需要。因为脑瘫的对象多数是幼儿以及小学年龄阶段的儿童，康复的过程即是他们的成长或入学阶段，因此，康复护士对有学习能力的患儿应当给予指导和帮助。

3. 保障安全的护理

（1）保持呼吸道通畅：随时注意观察有无分泌物或残存食物的阻塞并及时清除，必要时给予氧气吸入。进食、进水不可过急，防止呛入气管造成窒息。

（2）防止坠床和跌伤：① 痉挛是脑瘫患儿常见的一种临床表现，所以对卧床患儿必须加床档保护，以避免因痉挛发作时的瞬间意识消失而发生坠床意外。② 由于运动障碍造成步态异常，动作不协调，患儿常容易发生跌倒。因此，脑瘫患儿不可行走在坚硬或者不平的地面上，最好在有地毯的地面上行走，以减少损伤程度。③ 加强脑瘫患儿家长的康复知识教育，对可能发生不安全的环境，及时采取必要的安全措施，防止意外发生。

五、预后及康复教育

小儿脑瘫的康复需要漫长的时间，付出高昂的代价，给家庭和社会都带来了沉重的负担，而其康复疗效还远不能令人满意。因此，做好预防和健康教育工作，以防止脑瘫的发生就更为重要。

近 50 多年来，许多学科的专家对脑瘫患儿进行了全面系统的综合康复，总结出了早期发现、早期诊断、早期康复的“三早原则”。在此原则指导下，脑瘫的康复取得了令人瞩目的效果。但脑瘫的康复效果与患儿的智力水平高低有密切的关系，智力好，疗效高，IQ＞70 者效果更明显。另外，年龄越小效果越佳，超过 9 岁，则效果较差。

【知识链接】

小儿脑瘫的社区康复

脑瘫的社区康复（community based rehabilitation，CBR）是依靠社区资源，为本社区的脑瘫患儿进行康复服务。我国大多数脑瘫患儿生活在农村或者城市的普通家庭，没有能力和条件长期住院接受康复治疗。长期接受集中式的康复治疗，同样不利于患儿像正常儿童那样在家庭和社区的社会环境中、人与人的交往中，得到生理、心理、社会能力的全面康复，建立健全的人格和意志品质。社区康复为脑瘫患儿提供了利用简单、通俗易懂的康复技术，低资金投入，充分发挥患儿自己的积极性，家庭成员的参与等多项优越条件，使患儿得到长期的康复训练，达到理想的康复效果。因此，定期到康复机构接受康复评定和指导性的康复治疗或解决特殊需要，长期以家庭或社区康复站点为基础，进行康复训练和治疗，是脑瘫患儿实现全面康复和理想、持久康复效果的必由之路。

复习思考题

一、单项选择题

1. 以下(　　)不是小儿脑瘫的类型。

A. 痉挛型　　B. 手足徐动型　　C. 共济失调型　　D. 烦躁躁狂型

2. 不属于脑瘫患儿常用的智能测定量表的是(　　)。

A. 丹佛筛选测验(DDST)　　B. 韦氏学前儿童智力量表

C. 韦氏儿童智力量表　　D. 儿童 FIM 量表

3. 患儿,男,4 岁,出生 6 个月后家长发现患儿手、脚伸展不自如,动作不灵活,即入院检查,诊为脑瘫,一直采用阶段性康复治疗。目前检查患儿发现,上肢肩关节内收、内旋,肘关节屈曲和前臂旋前及手指屈曲;尖足畸形,站立不稳,短距离行走呈剪刀样姿势,不能跑和跳跃。(4～5 共用题干。)

(1) 对该患儿进行护理评估以下错误的是(　　)。

A. 肌张力增高,呈上肢屈曲痉挛,下肢伸肌痉挛

B. 运动发育落后,不能跑和跳跃

C. 体格发育正常

D. 立位平衡能力弱

(2) 患儿日常生活活动内容错误的是(　　)。

A. 实施正确的抱姿与正确的坐、卧、站姿势的维持

B. 心理护理

C. 日常生活与同龄人相同

D. 强化运动控制训练

二、简答题

对脑瘫患儿如何进行 ADL 训练的护理?

三、病例分析

患儿,女,5 岁,出生 8 个月就医检查并诊断为脑瘫,家长一直采取阶段性康复治疗。今入院检查发现,患儿上肢肩关节内收、内旋,肘关节屈曲和前臂旋前及手指屈曲,有不自主扭曲现象;尖足畸形,站立不稳,短距离行走呈剪刀样姿势,不能跑和跳跃。诊断:手足徐动型脑瘫。

针对该患者,请你给出患者的康复评定并制订一份康复治疗护理计划。

【小结】

- 脑瘫患儿的康复护理
  - 概述
  - 康复评定
    - 运动障碍评定
      - 运动发育落后的评定
      - 肌张力和关节活动度的评定
      - 原始反射的评定
      - 自动反应的评定
      - 姿势的评定
    - 智力障碍评定
    - 言语、听力评定
  - 康复护理目标
  - 康复护理措施
    - 不正确姿势的纠正
      - 正确抱姿：面对面及面对背抱法
      - 适宜的卧姿：悬吊式软床仰卧位、侧卧位、俯卧位
      - 睡姿的调整
    - ADL 训练的护理：饮食、排便、排尿、更衣、语言、文化学习和礼仪教育
    - 保障安全的护理：保持呼吸道通畅，防坠床和跌伤
  - 预后及康复教育

（臧伟红）

第四节　脊髓损伤患者的康复护理

学习目标

1. 脊髓损伤的康复评定方法。
2. 脊髓损伤患者的康复护理方法。

典型案例

王某，男，42 岁，于 1 年前从工地高空坠落导致胸背部损伤，胸背部疼痛，下肢活动障碍，伤后急入医院行胸部 CT 示，T_{11} 椎体骨折，并行“胸椎板减压＋钉棒系统复位内固定术”。之后在康复科行康复治疗，但仍遗留有双下肢 L_1 水平以下感觉减退，L_2 水平以下感觉消失；双下肢肌力不能测，肌张力明显增高，被动卧位，小便频繁难控（充盈性尿失禁），大便 4～6 次/天。

请问：1. 如何对该患者进行康复评定？

2. 如何指导该患者进行康复训练？

一、概述

脊髓损伤（spinal cord injury，SCI）是指由于各种不同致病因素引起的脊髓结构或

功能的损害，造成损伤水平以下机体的运动、感觉、自主神经功能发生改变。患者主要表现为活动障碍、自理能力下降或丧失、排泄功能异常，继之容易出现各种并发症，以及因疾病导致的焦虑、忧郁、悲观等心理问题，给患者的家庭和社会带来沉重的负担。

脊髓损伤的常见原因有交通事故、暴力、高空坠落、运动损伤或自然灾害、战争创伤以及一些脊髓病等。根据致病因素，脊髓损伤可分为外伤性及非外伤性。脊髓损伤按类型可分为完全性脊髓损伤、不完全性脊髓损伤和马尾损伤。颈脊髓损伤表现为四肢瘫，胸、腰脊髓损伤表现为截瘫。

二、康复评定

（一）主要功能障碍

1. 呼吸功能障碍 脊髓损伤患者易发生夜间呼吸暂停，即呼吸暂停 10 s 或 10 s 以上，可使患者从熟睡中醒来。患者晨起时头痛，白天嗜睡、疲乏、健忘、情绪改变等，采用睡眠试验（sleep study）可确诊。

2. 循环功能障碍 胸 6（T_6）以上的脊髓损伤失去了对交感神经元兴奋和抑制的控制，将直接影响心血管系统的调节而产生一系列可能的并发症，如心动过缓、直立性低血压、水肿、深静脉血栓形成或栓塞等。

3. 排泄功能障碍 颈、胸、腰髓损伤者，因膀胱肌肉痉挛、容量缩小，出现小便次数增加而每次尿量减少；骶髓和马尾神经损伤者，由于膀胱肌肉瘫痪、容量增大，当膀胱不能容纳更多尿量时会发生溢出。根据损伤情况的不同，患者可发生排便反射消失，出现大便失禁或便秘等。

（二）感觉功能和运动功能评定

肌力检查按 0～5 分级法测定。进行感觉检查和运动检查时应记录两侧尾端的感觉水平和运动水平，即记录 4 个水平（左右两侧的感觉和运动）。脊髓损伤平面与运动的关系如表 5-4-1 所示。脊髓节段与皮肤感觉区的关系如表 5-4-2。

表 5-4-1 脊髓损伤平面与运动的关系

损伤平面	代表性肌肉	运动
C_1～C_3	头运动肌	转头运动
C_4	膈肌	呼吸
	斜方肌	耸肩
C_5	三角肌	外展上臂
	肱二头肌	屈肘
C_6	腕伸肌	伸腕
C_7	肱三头肌	伸肘
C_8～T_1	手指肌	握拳
L_2	髂腰肌	屈髋
L_3	股四头肌	伸膝
L_4	胫前肌	踝背屈
L_5	拇长伸肌	伸拇
S_1	腓肠肌	踝屈

表 5-4-2　脊髓节段与皮肤感觉区的关系

脊髓节段	皮肤感觉区
$C_2 \sim C_3$	枕、颈部
C_4	肩胛部
$C_5 \sim C_7$	手、前臂、上臂桡侧
$C_8 \sim T_2$	手、前臂、上臂尺侧
$T_4 \sim T_5$	乳头水平
T_7	肋弓水平
T_{10}	脐水平
$T_{12} \sim L_1$	腹股沟水平
$L_1 \sim L_5$	下肢前后面
$S_4 \sim S_5$	会阴、肛门周围

(三) 脊髓损伤程度的评定

目前，临床上主要采用美国脊髓损伤学会（ASIA）的神经功能分类标准对脊髓损伤程度进行评定（表 5-4-3）。

表 5-4-3　脊髓损伤程度的评定（ASIA 神经功能分类标准）

等级	类别	感觉、运动功能状况
A	完全性损伤	在骶段 $S_4 \sim S_5$ 无任何感觉、运动功能存留
B	不完全性损伤	在损伤平面以下包括骶段 $S_4 \sim S_5$ 有感觉功能，但无运动功能
C	不完全性损伤	在损伤平面以下有运动功能存在，但大部分的关键肌肌力小于 3 级
D	不完全性损伤	在损伤平面以下有运动功能存在，且大部分关键肌肌力大于或等于 3 级
E	正常	感觉和运动功能正常，但可遗留肌张力增高

(四) 损伤完全性的评定

脊髓损伤是否完全，以最低骶节（$S_4 \sim S_5$）有无残留功能为准。残留感觉功能时，用针刺激肛门皮肤与黏膜交界处有痛感；残留运动功能时，肛门指诊时肛门外括约肌有随意收缩。完全损伤者骶段最下部感觉功能或运动功能丧失（$S_4 \sim S_5$ 既无感觉功能也无运动功能）；不完全损伤者 $S_4 \sim S_5$ 有感觉功能和（或）运动功能，被认为是骶部保留（sacral sparing）。不完全损伤的骶部保留，与肢体的运动功能改善密切相关。

(五) 脊髓损伤平面与功能预后的关系

脊髓损伤平面与功能预后密切相关，对指导患者的康复治疗非常重要（表 5-4-4）。

表 5-4-4　脊髓损伤平面与功能预后的关系

损伤平面	最低位有功能肌群	活动能力	生活能力
$C_1 \sim C_4$	颈肌	依赖膈肌维持呼吸，可用声控方式操纵某些活动	完全依赖
C_4	膈肌、斜方肌	需要用电动高靠背轮椅，有时需要辅助呼吸	高度依赖
C_5	三角肌、肱二头肌	可用手在平坦路面上驱动高靠背轮椅，需要上肢辅助具及特殊轮椅	大部分依赖
C_6	胸大肌、桡侧腕伸肌	可用手驱动轮椅，独立穿上衣，基本独立完成转移，自己开特殊改装汽车	中度依赖
$C_7 \sim C_8$	肱三头肌、桡侧腕屈肌、指深屈肌、手肌	轮椅使用，可独立完成轮椅至床、厕所和浴室间转移	大部分自理
$T_1 \sim T_6$	上部肋间肌、上部背肌群	独立使用轮椅，用连腰带的支具扶拐短距离步行	大部分自理
T_{12}	腹肌、胸肌、背肌	用长腿支具扶拐步行，长距离行动需要轮椅	基本自理
L_4	股四头肌	带短腿支具扶拐步行，不需要轮椅	基本自理

三、康复护理目标

1. 通过康复训练，最大限度恢复受损的生理功能，达到生活自理，回归社会。
2. 患者出院前完成由“替代护理”向“自我护理”的过渡，学会自我护理。
3. 预防并发症，减少或消除并发症导致的不适。
4. 通过心理疏导，患者和家属能面对残疾，改善心理状态，重建生活信心。

四、康复护理措施

康复护理是残疾人终生健康管理的重要组成部分，应按不同时期的不同要求做好相应的护理工作。

（一）脊髓损伤早期护理

脊髓损伤早期一般指从受伤开始至伤后 1 个月内。早期康复护理内容如下。

1. 现场急救　脊髓损伤的康复应从受伤现场开始，在现场抢救中，对估计可能有脊柱、脊髓损伤的患者，采取制动固定后再移动是至关重要的。错误的搬动和移动会导致脊髓损伤或损伤加重（由不完全损伤转化为完全损伤）而造成终生残疾。

2. 防止压疮的发生　详见并发症的护理。

3. 排泄的护理　急性期输液较多，应留置导尿管，并处于开放状态，注意尿道口的清洁护理，尿管每周更换1次，尿袋应是防止反流袋，防止引起尿路感染。注意定时排大便，便秘者可口服缓泻剂，并在肛门内注入甘油，每次甘油量不少于20 ml，一定要用力推入，以扩张直肠，引起排便反射。超过6天无大便者需通知医生及时处理，否则会引起自主神经反射亢进。

4. 术后护理　患者做好脊柱、脊髓术后常规护理，特别注意瘫痪以下肢体的护理，防止各种并发症的发生。颈椎术后患者，除有手术内固定和颈部围领外固定外，翻身时一定要注意“轴向翻身”，头和躯干必须同时翻转，否则会使颈椎部位扭动，造成严重后果。

5. 早期康复训练　配合物理治疗（PT）师，鼓励患者早期进行床上康复训练，尤其是残肢被动关节活动，保持躯干和肢体的正确体位，以预防关节挛缩和压疮。同时配合PT师，经常叩击患者胸背部，鼓励患者咳嗽、咳痰，防止坠入性肺不张、肺炎。有痰时，除叩击胸部还应注意体位排痰。

6. 做好心理护理　要深入了解患者个人、家庭、事业、社会、经济等各方面情况，在心理医生的配合指导下，适时、适度地做好心理护理工作。要体贴、关怀、爱护、理解、正确引导患者。帮助患者解决一些实际问题，及时向心理医生反映患者的心理状态。一名有严重心理障碍的患者根本无法配合康复治疗，个别还会引发自杀等危险行为，需要及早发现和处理，个别患者需服用药物治疗。

【知识链接】

早期功能干预

脊髓损伤是一种严重的致残性损伤，伤后早期（伤后6～12 h）的改变仅限于中央灰质的出血，而白质中的神经轴突尚无明显改变。因此要争取伤后6 h内进行手术减压，伤后6 h是脊髓恢复的最佳时期。若在6 h内不能治疗，也应力争在24 h内给予治疗。患者入院后应尽早介入康复治疗和康复护理，让患者进行一些主动活动，既可防止失用性萎缩，又能给患者一种参与治疗的感觉，而不是简单地被动接受治疗。同时早期对患者及家属进行指导，使其积极配合康复治疗和护理，有利于减轻残疾及提高生活质量，使患者能够重新回归家庭和社会。

（二）脊髓损伤中、后期护理

脊髓损伤中后期是指受伤后2～6个月。这一时期属于病情稳定，脊柱骨折已愈合，康复训练进入全面进行阶段（即PT、OT、心理、社会、文体、配套支具、辅助具训练及家属配合康复训练教育等），也是为患者回归家庭和社会做好准备。必须由患者本人及其家属在集中康复训练期间掌握所有的康复护理内容，由“替代护理”过渡到“自我护理”，才有可能预防各种并发症的发生，保证患者顺利回到社会中去。

1. 康复训练　脊髓损伤患者应尽早用起立床进行站立训练，倾斜的角度每天逐渐增加。在卧床初期摇起上半身约30°，渐抬高至80°左右，逐步解决直立性低血压的问题。转入站立斜床训练时，注意给患者双下肢用弹力绷带，腹部用腹带，以增加回心血量。从平卧位到直立位约需1周的适应时间，适应时间与损伤平面有关，损伤平面越高，适应时间越长，反之则短。后期在PT师指导下进行肌力训练、手功能训练、平衡训练、轮椅上坐位平衡训练、行走训练和日常生活活动训练。

2. 使用康复器具的护理　患者在疾病中后期，要在PT师、OT师指导下完成床-轮椅、轮椅-厕所、马桶等转移动作，并开始佩戴支具（自助具、下肢矫形器）和使用拐杖（腋拐、肘拐）。护理人员应在PT师、OT师的指导下，监督、保护患者完成特定动作，发现患者完成动作时出现的问题，并及时反馈给医生、PT师和OT师，且在评价会上讲述护理中出现的各种问题，以便在患者住院期间及时修正康复方案，让患者和家属学会“自我护理”，不遗留任何问题。

3. 预防压疮发生　详见并发症的护理。

4. 饮食护理　患者要摄入足够的营养和维生素，多吃蔬菜和水果，在后期PT、文体训练时要增加高蛋白质食物的摄入，以增加肌力。另外，需注意钙的摄入。

5. 排泄的护理　进入中后期，脊髓损伤患者的泌尿系统护理尤显重要。在早期输液结束后，留置导尿管应夹闭，每隔4～6 h定时开放1次，白天定时饮水约120 ml/h（夜间少饮水），以训练膀胱扩张和收缩的能力。定期查残余尿量，排尿后残余尿量大于100ml的应及时通知医生处理。大便排泄的护理基本同早期，但要指导患者学会坐在马桶上自己注入开塞露，大便后清洁肛门。便秘者在医生指导下服用缓泻剂，多吃富含纤维素的食物，养成定时排便的习惯，以利于大便排出。

6. 生活及文体活动的护理　在PT师、OT师指导下，患者各种生活动作均需在指定时间内按阶段完成，一定要从护理的角度及时配合生活动作的完成，这是患者回归家庭和社会的重要前提。

【知识链接】

自我护理

“替代护理”是由护理人员单独完成，为患者提供全面的帮助，“替”患者做所有的事，包括全部的自理活动。“自我护理”是由美国护理理论家奥瑞姆（D. E. Orem）最初于1959年提出的。奥瑞姆认为，护士不应无原则地包揽患者全部的自理活动，而应在其现有能力的基础上补偿其自理的不足，帮助患者克服自理的局限性，指导患者自己及家属协助完成自理活动，从而恢复和提高其自理能力。

（三）脊髓损伤并发症的护理

1. 压疮的护理　压疮重在预防。要保证患者足够营养和水分的摄入，改善其全身状况及皮肤血液循环。注意局部解压，坐位时每 15 min 进行减压动作，已经坐轮椅的患者嘱其每 30 min 抬高臀部 1 次，以缓解对尾骨和坐骨的压力。卧床者经常改变体位，一般每 2 h 翻身变换体位 1 次，对压疮易发部位，经常给予按摩以促进局部血液循环。对已发生压疮者，首先应观察部位、程度（红肿、水疱、破溃）、疮面状态（大小、形态，有否渗出液及其性质），疮口基底部和周围有无坏死组织、肉芽组织增生情况等。处理原则：局部红肿的，减轻受压，促进血液循环；局部出现创面的，给予消炎、预防感染治疗；局部有坏死的，清除坏死组织，配合预防治疗以促进新的肉芽组织和表皮生成。

2. 疼痛的护理　脊髓损伤患者的残肢痛大多由于中枢性疼痛引起，同时也应注意局部原因。观察患者疼痛发作的特点（发作时间、部位、性质、有效的止痛方法），及时将情况向医生报告，并按医嘱治疗，观察治疗后的疗效。

3. 预防泌尿系感染的护理　患者泌尿系感染时，按医嘱用抗生素，开放留置导尿管，注意清洁会阴部及尿道口，准确记录排尿时间和尿量、尿的外观，进行尿常规和尿细菌培养检查，发现问题及时报告医师，以采取相应措施解决存在的问题。

4. 预防呼吸道感染的护理　颈髓损伤者，由于肺功能和咳嗽功能降低，容易发生肺炎或肺不张。除按医嘱给予药物治疗外，需让患者停止吸烟，注意呼吸训练，指导患者做深呼吸练习 5～10 次（为 1 组），每日 2～3 组。协助患者排出呼吸道分泌物，如进行有效咳嗽、叩背、定时翻身、体位引流等。痰液不易排出时，给予超声雾化吸入或使用祛痰剂。病区内配备呼吸骤停抢救器械（如气管喉镜、气管导管、人工呼吸器、吸痰管等），病床旁负压吸引器保持完好状态。

5. 预防关节挛缩及骨质疏松的护理　关节挛缩是脊髓损伤患者常见的主要并发症之一，护理应从注意保持患者肢体的功能位，并对过度紧缩的关节及时采取矫正措施，配合 PT、OT 训练的要求，给予被动活动以最大关节活动范围。有部分功能残存的肢体应鼓励患者积极训练，提高其关节活动范围和程度，防止发展成为估计挛缩；适当进行体育锻炼和补充钙质以预防骨质疏松的发生。

五、预后及康复教育

健康教育关系到脊髓损伤患者终生的健康自我管理，必须把脊髓损伤的基本知识、生活自理能力和所需要的技巧等教给患者，让患者客观地对待疾病和自我保健，以重返社会，成为真正独立的人。

1. 角色转换　教育患者及家属在住院期间完成由“替代护理”到“自我护理”的过渡，重点是教育患者如何“自我护理”，同时培养患者养成良好的卫生习惯，避免发生各种并发症，尤其是肺部和泌尿系感染。

2. 康复技能的学习　制定出一套长远康复训练计划，教育家属掌握基本的康复

2. 需要搬运伤者时，应请周围的人帮忙。

3. 只有自己时，可使用单人徒手搬运法，注意要轻轻搬运。

4. 搬运过程中，要注意伤者的呼吸及脸部表情，对骨折者要充分利用身边的物品进行简单有效的固定后再搬运。

三、康复护理目标

1. 指导患者改善关节活动范围　恢复运动功能，促进骨愈合；并防止失用性肌萎缩；牵伸关节囊及韧带，防止其缩短，并能预防关节内粘连、关节活动范围减少或有继发性残障形成。

2. 促进血液、淋巴循环　固定物不宜过紧或过松，减少肢体制动所致的各种并发症和继发的神经、肌肉、血管损伤，帮助患者实施功能康复训练。

3. 指导并协助患者完成生活自理训练　指导患者及早利用残存的功能进行ADL训练，帮助患者选择合适的辅助具和支具，让患者尽早生活自理，重返工作岗位。

4. 增加患者的自信心　使其去除自卑感，为患者的康复创造一个良好的治疗环境，改善患者的情绪，以保证各项康复治疗计划顺利完成。

四、康复护理措施

骨折后的康复护理应注意遵循如下原则：确保固定的坚实可靠；肢体固定和训练要同步进行，预防制动综合征的发生；康复训练在骨折愈合的不同阶段有不同的重点；为患者提供良好的康复环境、心理支持，帮助其最大限度地重返社会、重返家庭。骨折后的康复训练一般可分为3期进行。

1. 早期康复训练　在伤后1～2周内，此时伤肢肿胀、疼痛，骨折断端尚不稳定，容易再移位。因此，功能训练的主要目的是消肿和稳定骨折。主要形式是伤肢肌肉的等长收缩训练。

(1) 等长收缩训练：进行固定部位的肌肉有节奏的等长收缩练习，可以预防肌肉萎缩或粘连。训练一般在骨折紧急处理后1～2天，患者病情稳定，此时受伤局部肿胀、疼痛，骨折端有血肿，易移位，软组织损伤需要修复。

(2) 被动及主动训练：即患肢非固定关节的被动及主动训练，上肢关节进行外展、外旋与手掌指关节屈曲运动，下肢应进行踝关节背屈运动。老年患者要特别注意防止关节挛缩。可从伤(术)后第2天开始，每日训练3次，每次5～10 min，关节活动范围应逐渐加大。

(3) 非负重主动运动训练：累及关节面的骨折常遗留严重的关节功能障碍，为减轻障碍程度，在固定1～3周后，如有可能应每日短时取下固定物，在保护下进行受损关节不负重的主动运动，并逐步增加关节活动范围，运动后继续维持固定。若固定时无特殊需要，关节应置于功能位。通达训练，可促进关节软骨生化修复，使关节面有较好的塑形，同时可防止和减少关节内的粘连。

(4) 呼吸训练和活动训练：健侧肢体及躯干要进行正常的活动训练。通过训练，可改善全身状况，防止发生卧位综合征。长期卧床的患者。(尤其是老年及骨折较严重者）易并发坠积性肺炎，可通过呼吸训练及叩击背部，排出肺内分泌物，以预防其发生；同时要注意预防压疮的发生。

（5）抬高患肢：有助于肿胀消退。肢体的远端须高于近端，近端要高于心脏平面。

（6）理疗法：温热疗法可改善肢体的血液循环，消炎、消肿，减轻疼痛、粘连，防止肌肉萎缩及促进骨折愈合。超短波疗法或低频磁疗可加强成骨再生区代谢过程，而使纤维细胞和成骨细胞早出现。

2. 骨折愈合中期（骨痂形成期至成熟期）训练　伤后2周至骨折的临床愈合这一时期，伤肢肿胀逐渐消退，疼痛减轻，骨折断端有纤维连接，并逐渐形成骨痂，骨折处日趋稳定。此期可在专业人员的帮助下，逐渐恢复骨折端、未固定的关节的活动和骨折处上下关节的活动，并逐渐由被动活动转为主动活动，以防邻近关节的关节活动度下降。伤后3～8周，骨折处有足够的骨痂形成，此时进行康复训练更能促进骨痂的形成、活动范围的恢复，增加肌肉力量及提高肢体活动能力。在此基础上进而恢复ADL能力与工作能力。

3. 骨折愈合后期（临床愈合期）训练　伤后8～12周，骨性骨痂已形成，X光已显影，骨骼有了一定的支撑力，但邻近关节的活动度下降，肌肉萎缩。训练的目的在于防止瘢痕组织粘连，恢复受累关节的活动度，最大限度地恢复关节活动范围，增加肌肉力量，使肢体功能恢复，提高患者的ADL能力。

（1）主动运动：重点是维持并扩大关节的活动范围、受累关节的主动运动，以不引起明显的疼痛为度。

（2）助力运动和被动运动：助力运动多用于刚拆去石膏、肢体僵硬难以进行主动运动的患者。动作应平稳、柔和，并随关节活动范围的增加而逐步减少辅助力量。被动运动多用于组织粘连、挛缩严重的患者。训练时应注意手法和力量，尽量靠近受累关节，避免骨折线受力而造成再次骨折。动作应平稳、缓和、有节奏，以不引起明显疼痛及肌肉痉挛为宜。

（3）关节功能牵引：多用于僵硬关节，可配合热疗进行手法松动将受累关节的近端固定，远端按正常的关节活动方向加以适当力量进行牵引。使组成关节的骨端能在关节囊和韧带等软组织的弹性范围内发生移动。对于中度或重度关节挛缩者，可在运动与牵伸的间歇期，配合使用夹板，以减少纤维组织的回缩，维持治疗效果。训练控制在每日2～3次，每次15 min左右。牵引力量以患者感到可耐受的酸痛，但不产生肌肉痉挛为宜。

（4）恢复肌力，负重练习：当患肢肌力为0～1级时，训练以被动运动及辅助运动为主；患肢肌力为2～3级时，训练以主动运动为主，可适当辅以辅助运动；当肌力达到4级或以上时，可进行渐进抗阻力运动训练。在站立练习的基础上依次作不负重、部分负重及充分负重的步行练习。不宜因无症状而过早恢复患肢的充分负重，以减少后期发生股骨头无菌性坏死的危险，并且患肢在1～2年内尚不宜过多、过长时间负重，还应定期做X线检查。

（5）其他物理及综合治疗护理手段：配合理疗等，局部紫外线照射，可促进钙质沉积与镇痛。红外线、湿热敷、蜡疗等可作为手法治疗前的辅助治疗，以促进血液循环、改善关节活动功能。局部按摩对促进血液循环、松解粘连有较好的作用。中药外敷、熏洗、针灸、推拿等方法可最大限度恢复机体原有的正常生理功能，还可进行步态训练等。帮助患者恢复原有的生存质量。

(6) 恢复日常生活活动能力及工作能力：可采用作业治疗和职业前训练，以改善动作技能、技巧，增强体能，从而恢复患者伤前 ADL 能力及工作能力。

在骨折不同时期进行不同方面的评价。如生命体征平稳；疼痛情况改善；维持有效的组织灌流量；发生感染或感染控制情况；维持有效的牵引和石膏固定情况；患者在允许的范围内保持最大的活动量。患者无并发症的发生，患者及家属获得康复知识的程度；患者的焦虑程度以及有无改善等；患者的日常生活活动能力和生活能力等。

五、预后及康复教育

1. 指导患者坚持每日运动锻炼　应根据个体化和循序渐进的原则，制订合理的运动锻炼计划。酌情选择不同的运动项目，应避免负重、登高和蹲起等活动，而选择散步、骑自行车和游泳等，或在非负荷状态下进行关节屈伸或肌肉等长运动。

2. 教育患者避免诱发因素　骨关节炎的发生发展除有一定的遗传、雌激素减少等机体自身因素外，还有其他一些诱因，如肥胖、外伤、过度使用、不良姿势、受凉受潮等。避免诱发因素可以较好地控制骨关节炎的发生和发展。

3. 活动量　功能训练应在医护人员的指导下循序渐进地进行，运动范围由小到大，次数从少到多，时间由短到长，强度由弱到强，活动度以不感到疲劳，骨折部位未出现疼痛为度。

4. 加强营养　绝大部分骨折患者会食欲下降，老年患者、体质较弱或心理承受能力差的人更明显。护理时应注重患者的营养，必须积极补钙，同时还要补充维生素 D，以协助吸收。动物肝脏、海产品、黄豆、蘑菇等含锌较多，动物肝脏、鸡蛋、豆类、绿叶蔬菜等含铁较多，麦片、芥菜、蛋黄等含锰较多，都要及时补充。此外，要适当多吃一些青菜、卷心菜、萝卜等富含维生素 C 的蔬菜，以促进骨痂生长和伤口愈合。

5. 指导患者　正确使用辅助器。

6. 教育患者　保持正确的体位，以预防畸形的发生。

7. 心理调适　骨折患者常因严重的失落感而心情慌乱，并会寄希望有最好的药，在最短的时间内恢复最佳的状况。应鼓励患者调适好心理状态，以积极的心态参与康复训练，以利于功能的尽早恢复，并能重返社会。

【知识链接】

骨质疏松

骨质疏松(osteoporosis)是多种原因引起的一组骨病，骨组织有正常的钙化，钙盐与基质呈正常比例，以单位体积内骨组织量减少为特点的代谢性骨病变。在多数骨质疏松中，骨组织的减少主要由于骨质吸收增多所致。发病多缓慢，个别较快，以骨骼疼痛、易于骨折为特征，生化检查基本正常；“中国健康知识传播激励计划(骨质疏松・2011)”颁奖仪式

2012年在京举行，卫生部健康知识传播宣传员白岩松呼吁关注老年人的骨骼健康。中国已进入老龄化社会，老年人的健康不仅是全家人的幸福，更是全社会的幸福。同时专家提醒，应更加重视骨质疏松的危害，积极预防，并争取早诊、早治，规范治疗。

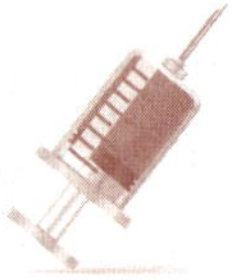

复习思考题

一、名词解释

1. 骨折　2. ADL

二、单项选择题

1. 几乎所有骨折都会出现的专有体征是(　　)。

A. 畸形　B. 疼痛　C. 骨擦感　D. 骨擦音　E. 反常活动

2. 骨折后早期非固定关节主动及被动关节活动训练以下不包括(　　)。

A. 健肢活动训练　B. 肌力训练　C. 支具保护下的功能练习

D. 等长收缩练习　E. 主动运动

三、简答题

骨折后的康复护理目标是什么？

【小结】

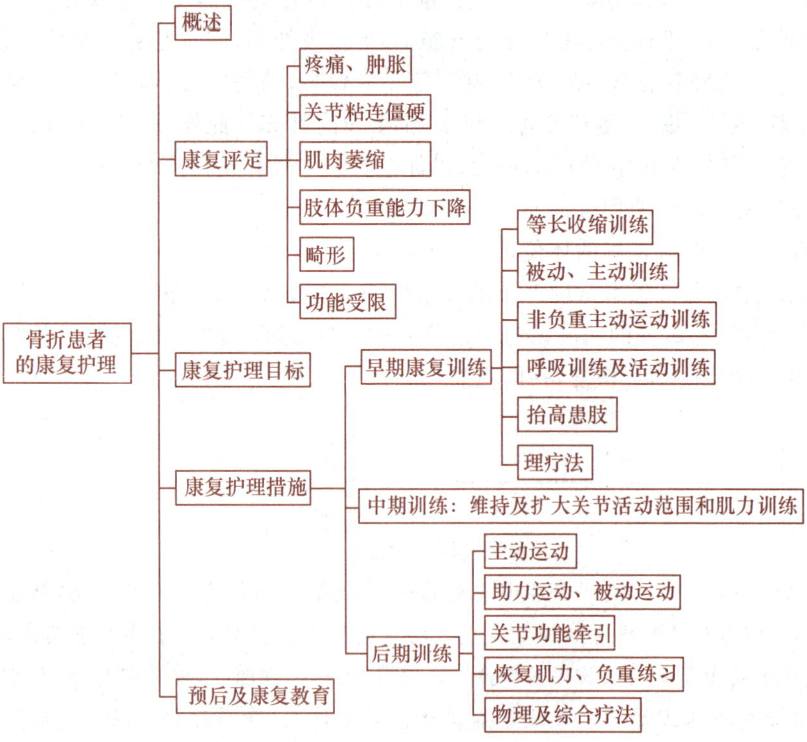

第二节　截肢患者的康复护理

学习目标

1. 掌握截肢患者的康复护理方法。
2. 掌握截肢患者的康复教育内容。

典型案例

张某，男，40岁，2 h前在工厂因同事操作机器不当，右手卷入机器，立即停电挽救，右手肘关节以下肢体变形严重，急诊送至医院。患者入院后体格检查：意识模糊，生命体征不平稳，失血较多。急诊手术，由于右手肘关节以下肢体受损严重，无法接上，经家属同意截肢。患者既往身体健康，无外伤史，否认药物过敏史。

请问：1. 请对该患者进行康复评定。

2. 在康复过程中，应特别注意哪方面的训练？

一、概述

截肢(amputation)是指通过手术切除失去生存能力，没有生理功能，危害人体生命的部分或全部肢体，以挽救患者生命。截肢必然给患者带来不同程度的躯体残疾和缺陷；严重的生理功能障碍和心理失衡反应，给家属和社会造成无法弥补的不良后果。创伤、肿瘤、周围血管疾患和感染是截肢最常见的原因。截肢后康复主要体现在残肢的功能训练和安装假肢，以代偿失去的肢体功能。因此，截肢后的康复是以假肢装配和使用为中心，重建丧失肢体的功能，防止或减轻截肢对患者身心造成的不良影响，使其早日回归社会。

截肢康复护理是指从截肢手术到术后处理、义肢的安装和使用直至重返社会全过程的康复训练与护理。

二、康复评定

1. 全身状况的评估　包括年龄、性别、身高、体重，截肢日期、截肢原因、截肢部位，安装假肢时间等。

2. 残肢的评定

(1) 残肢外形：现代假肢技术比较发达，可以制作各种适合残端形状的假肢，为适合现代假肢技术要求截肢残端能够与接受腔全面接触，能广泛负重，目前以圆柱形为佳，这会减少因残端的血液循环障碍而发生的一系列并发症。评估有无残端畸形，如果残肢关节畸形明显，不宜安装假肢。若假肢负重力线不良或假肢接受腔不合适，可造成患者步态异常。

（2）关节活动度：检查髋、膝关节的活动范围，关节有无挛缩畸形。关节活动度受限，会直接影响到假肢的代偿功能。

（3）皮肤情况：检查局部软组织量、硬度，皮肤颜色、亮度和感觉等，观察有无感染、溃疡、窦道，游离植皮，残肢皮肤松弛、皱缩，以及与骨残端粘连的瘢痕，这些都影响假肢的配戴。

（4）残肢的畸形情况：残肢畸形如膝上截肢伴有髋关节严重屈曲外展畸形，膝下截肢伴有膝关节严重屈曲畸形，均不宜安装假肢。

（5）肌力情况：检查全身肌及患肢的肌力，尤其对维持站立和行走的主要肌群更要注意。

（6）残肢痛与幻肢痛：引起残肢痛与患肢痛的原因很多，有自发痛、压痛、幻肢痛、神经痛等。重者不能安装假肢。

3. 穿戴临时假肢的评定

（1）临时假肢接受腔适应程度的评定：评估包括接受腔的松紧是否适宜，是否全面接触，全面承重，有无压迫、疼痛等。

（2）假肢悬吊情况的评定：观察是否有上下窜动即出现唧筒现象。下肢假肢的悬吊能力，可通过立位残肢负重与不负重时拍摄残肢 X 线片，测量残端皮肤与接受腔底部的距离变化来判断。

（3）假肢对线评定：评估生理力线是否正常，站立时有无身体向前或向后倾倒的感觉等。

（4）穿戴假肢后残肢情况的评定：观察皮肤有无红肿、硬结、破溃、皮炎及残端有无接受腔接触不好，腔内负压造成的局部肿胀等。

4. 穿戴永久性假肢的评定

（1）上肢假肢日常生活活动能力评定：对于一侧假手应观察其辅助正常手动作的功能。主要评价穿脱衣服、穿脱袜子、系扣子、翻书页、钥匙的使用、书写、用筷子进食、削水果皮等活动。

（2）下肢假肢日常生活活动能力评定：主要评价站立、上楼梯、下楼梯、粗糙地面行走、手拐的使用、单拐的使用、双拐的使用、迈门槛、平地前进、平地后退等活动。

（3）对假肢部件及整体质量进行评定：使患者能获得舒适的、实用的、代偿功能好的假肢。

三、康复护理目标

截肢康复护理的主要目标是尽可能地重建丧失的肢体功能，防止或减轻截肢对患者身体健康和心理活动造成的不良影响；刺激潜在能力的恢复或代偿已丧失的功能；尽快使患者恢复正常的功能。

1. 使用假肢前应改善残肢关节活动度、增加肌力，增加残端皮肤的强度，消除残端肿胀，增加健侧肢体的肌力，提高平衡能力，增加全身的体能。

2. 使用临时假肢后的目标是掌握穿戴的正常方法。若为下肢，应保持立位平衡，假肢侧单腿站立时间在 3 s 以上；不用拐杖行走，上、下台阶，迈门槛，左右旋转等。

3. 使用正式假肢后的目标是减少异常步态，跌倒后能站起，对突然的意外能做出反应，提高步行能力，假手能达到 ADL 自理。

4. 帮助患者迅速度过震惊和绝望期，正确认识疾病和自我价值，以积极的态度投入到康复训练中去。

四、康复护理措施

1. 心理护理 在对患者进行心理康复时，要以高度的责任感，根据患者年龄、性别、文化程度、职业、家庭经济条件等情况给予积极的支持和心理疏导，帮助其解决生活上和工作上的困难。认真分析每位患者的心理状态，拟订个性化的康复计划，因势利导，使患者以最佳的心理状态面对现实，树立信心，积极配合治疗。对部分情绪低落影响饮食、睡眠者，要用药物治疗，但应注意用药安全，以防意外的发生。

2. 康复训练

(1) 术前训练：手术前应将手术操作方法及术后可能产生的后果（包括截肢的痛苦）告诉患者，并与患者共同讨论假肢的安装，取得患者的理解和合作。对下肢截肢者，如全身状态允许，要进行单（健）足站立持拐训练，以便为术后早日康复打好基础。为了更好地利用拐杖，要让患者进行俯卧撑、健肢抗阻训练，使上下肢有足够的肌力。尚需教会患者持拐行走的技术。

(2) 术后训练：截肢术后的康复主要是功能恢复锻炼和假肢的装配。功能恢复锻炼有利于改善患者全身健康状态，促进残肢定型，增强肌力，防止肌肉萎缩、关节僵直及畸形，提高关节活动度，使假肢装配后能更好地发挥代偿功能。

上肢截肢者，尤其是失去惯用一侧上臂者，应做单手 ADL 训练。一般术后 24 h 即可在床上或离床训练，适应之后应进行改善动作，进行作业疗法。

下肢截肢者，术后要进行对侧下肢、两侧上肢和肩胛肌的渐进性抗阻训练，术后 24 h 即可以在床上进行训练。

1) 术后立即安装假肢：对小腿截肢和前臂截肢术后应采取更积极的方法，在截肢 1 周后下地穿戴临时假肢，练习行走，不可等疼痛消除或切口愈合后再开始，这对残肢定型、早期离床功能训练、减少幻肢感等有积极作用。否则肌肉萎缩，不利于假肢的安装。

2) 保持合理的残肢姿势：截肢后，由于肢体失去平衡，如果忽略了训练及早期安装假肢，往往会引起骨盆倾斜和脊柱侧弯。变形一经固定，其安装假肢后的步态、步行能力会有很大的下降。应通过镜前矫正训练和采用早期装配临时假肢的方法来解决。术后应尽早离床，在医护人员指导下进行关节活动和肌力训练，这是预防关节挛缩最有效的措施。

3) 残肢训练：早日开始功能锻炼，对防止幻肢痛有着重要作用。

小腿截肢者，应增强膝关节屈伸肌，尤其是股四头肌肌力训练。大腿截肢者，术后第 6 天开始主动伸髋训练；术后 2 周，若残肢愈合良好，开始主动内收训练和髋关节的外展肌训练。髋关节离断者，进行腹背肌和髂腰肌的训练。

4）躯干肌训练：以腹背肌训练为主，并辅以躯干回旋、侧向移动及骨盆提举动作。

5）健侧腿的训练：镜前做站立训练，矫正姿势，在无支撑条件下保持站立 10 min 为目标。连续单腿跳。站立位的膝关节屈伸运动，目标是连续伸膝关节 10～15 次。

6）穿戴临时假肢的训练：小腿以下截肢者，拆线后即可装配临时假肢练习负重。一般术后 3 周即可开始。① 穿戴临时假肢的训练：如小腿假肢，残肢要穿袜套。当残肢萎缩、接受腔变松，要增加袜套的层数。② 站立位平衡训练：上肢肩胛带离断者，下地活动时易失去重心平衡，身边应有人扶助。积极进行适应性锻炼，一般在双杠内进行，练习双下肢站立、健肢站立平衡、假肢侧站立平衡。③ 迈步训练：先是假肢侧迈步，过渡到假肢侧站立，健肢迈步。④ 步行训练。可用拐或步行器辅助，指导患者正确使用拐杖，以防跌倒和摔伤。最后到独立步行，还要进行转弯、上下阶梯及过障碍物训练。每天坚持 5～6 h 的各种训练。

7）穿戴永久性假肢后的训练：经过训练，临时假肢代偿功能已达到预期目标时，术后 6 个月左右便可更换永久假肢，医护人员应提供有关假肢的医疗护理信息。主要训练对永久假肢的适应，要进行假肢的操纵控制训练，巩固强化以前训练的成果。

3. 幻肢痛的康复护理 幻肢痛是截肢术后常见的并发症，发生率为 5%～10%，目前尚无通用的、非常有效的治疗方法。患肢与正常肢体同时尽力作双侧锻炼能缓解症状，有报道采用心理支持、放松技术、催眠术、药物治疗、经皮神经电刺激、理疗、针灸以及外科毁损等方法具有一定的疗效。必要时，可以联合应用三环类抗抑郁药阿米替林和抗癫痫药等。要避免长期使用毒麻药品，以免引起药物中毒。幻肢痛在 1～3 个月后可消失。

五、预后及康复教育

1. 保持适当的体重 现代假肢接受腔形状、容量十分精确，一般体重增减超过 3 kg 就会引起腔的过紧或过松，所以保持适当的体重很重要。下肢截肢穿戴假肢行走消耗的能量比正常人大得多，截肢水平越高耗能越大。不同部位截肢比正常多耗能的比例是：膝下 10%～40%，膝上 65%～100%，双膝下 41%，一侧膝下另一侧膝上平均 75%，双侧膝上 110%，髋离断 75%～150%。

2. 防止残肢肌肉萎缩 进行残肢肌肉训练以防止萎缩非常重要，如小腿截肢要做幻足训练，即残留的肌肉训练。

3. 防止残肢肿胀或脂肪沉积 残肢应该用弹力绷带包扎，只要脱掉假肢就要包扎。

4. 保持残肢皮肤和假肢接受腔的清洁 要防止残肢皮肤发生红肿、肥厚、角化、毛囊炎、溃疡、过敏、皮炎等，保持残肢皮肤健康。

5. 其他　注意安全，避免跌倒等意外，密切观察残肢病情变化，防止残肢并发症，定期随访。截肢患者应正确对待自己的疾病，树立战胜疾病的信心。早日协助和训练患者利用健肢做力所能及的事，促其生活基本自理。休养期间应合理安排作息时间，采用多种方式充实生活内容。使患者能够早日回归社会。

为患者提供社区护理，通过开展康复站、家庭病房等多方面进行患者的康复管理与指导，遵循“功能训练、全面康复、重返社会”的原则，完成患者的全面康复。

【知识链接】

唧　筒

古代活塞式水枪称唧筒，现代称往复式或活塞式称唧筒。故宫博物院现藏有两种唧筒。一种是水铳式唧筒，其外表像水枪，其实是一个能够上下伸缩的套筒。据史料记载，雍正元年(1723 年)，朝鲜李朝景宗皇帝批准，曾派官员华“入燕中得来”这种“水流器”，得知“救火灾者也”，便下令造置，因而传到了朝鲜。

唧筒作用：像注射器的针筒或活塞类似的功能。

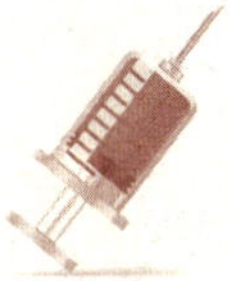

复习思考题

单项选择题

1. 截肢后的康复护理错误的是(　　)。

A. 密切观察残肢　　B. 防治残肢肿胀

C. 加强残端保护　　D. 长期制动

2. 关于促进残肢定型的措施错误的是(　　)。

A. 可用弹力绷带包扎　　B. 包扎应远紧近松

C. 每 4 h 改缠 1 次，防止松脱　　D. 长时间保持大腿屈曲抬高位

3. 残肢脱敏的方法不包括(　　)。

A. 摩擦残肢皮肤　　B. 按摩

C. 少用残肢接触物体　　D. 拍打、挤压

4. 关于上肢假肢的基本要求错误的是(　　)。

A. 功能好　　B. 外形逼真

C. 轻便耐用　　D. 有良好承重功能

5. 下列关于单侧大腿假肢患者的训练方法错误的是(　　)。

A. 上斜坡时身体要前倾　　B. 下斜坡时步幅要小

C. 跨越障碍物时先迈假肢　　D. 上台阶时先上健肢

6. 下列哪项不是理想假肢的标准(　　)。

A. 接受腔制作设计合理　　B. 下肢假肢有良好的承重功能

C. 假肢越重越好　　D. 最好外观逼真

【小结】

- 截肢患者的康复护理
  - 概述
  - 康复评定
    - 全身状况评估
    - 残肢的评定
    - 穿戴临时假肢的评定
    - 穿戴永久性假肢的评定
  - 康复护理目标
  - 康复护理措施
    - 心理护理
    - 康复训练
      - 术前训练
      - 术后训练
        - 术后立即安假肢
        - 保持合理的残肢姿势
        - 残肢训练
        - 躯干肌训练
        - 健侧腿训练
        - 穿戴临时、永久性假肢训练
    - 幻肢痛的康复护理
  - 预后及康复教育

第三节　关节炎患者的康复护理

学习目标

1. 掌握关节炎患者的康复护理方法。
2. 掌握关节炎患者的康复教育内容。

典型案例

尹某，女，39岁，既往体健。3个月前常自觉乏力、全身不适，偶有发热，近日来发现双手腕部、脚踝疼痛，早起后感觉肢体活动不灵便，遂至医院。血液检查有血沉增快，C反应蛋白增高，RF抗体阳性，结合其临床表现诊断为类风湿关节炎。

请问：1. 应对该患者进行哪些康复评定？

2. 患者的主要功能障碍有哪些？

3. 如何为该患者进行康复护理指导？

关节炎的病因较多，其症状主要为关节疼痛、肿胀、变形及运动障碍，进而导致心理和情绪异常，严重者可造成肢体畸形，甚至残疾。以类风湿关节炎和骨性关节炎常见。

一、概述

1. 类风湿性关节炎（rheumatoid arthritis，RA）　是一种主要侵犯关节，以慢性、对称性、周围性多关节炎性病变为主要特征的多系统全身性自身免疫病。临床表现为受累关节疼痛、肿胀、功能障碍，甚至出现关节畸形。任何年龄均可发病，以35～50岁为发病高峰。女性多于男性2～3倍。

2. 骨性关节炎(osteoarthritis,OA) 又称增生性关节炎(lypertrophic arthritis)、肥大性关节炎、退行性关节炎，是一种常见的慢性关节疾病。主要病变是关节软骨的退行性改变和继发性骨质增生。此病发病率随年龄增长而增高，女性高于男性，男女之比为1∶2。发病与遗传、内分泌、代谢障碍及外伤、劳损等因素有关。多发于负重关节，以下肢膝、髋关节多见。

二、康复评定

1. 关节活动受限 主要原因是患病关节可有持续性疼痛，活动时可加重，休息时好转。严重者关节僵硬。类风湿关节炎常有晨僵和出现尺侧偏斜、天鹅颈畸形等。

2. 运动能力受限 主要原因是关节疼痛、不稳定，肌无力、萎缩等。

3. 疼痛评定 疼痛的评定方法有直接法和间接法两种。前者直接给患者以某种致痛性刺激，观察患者对疼痛的反应；后者是不对患者施加任何致痛性刺激，而以患者自述或评定其现有疼痛的性质和程度的方法。

4. 日常生活活动能力降低 患者生活受限明显。

三、康复护理目标

通过康复护理，减轻或消除关节疼痛、僵硬的症状，减缓疾病进程，防止严重并发症的发生，从而促使患者早日生活自理，回归家庭和社会，提高生活质量。

四、康复护理措施

患者在急性期应注意适当休息，以减少体力活动，保护关节功能，并通过非甾体消炎药物治疗，消炎退肿、缓解疼痛。急性期过后，应尽早进行康复锻炼。

1. 维持关节功能 关节活动训练是防止和矫正畸形的基础。通过关节不负重活动或关节连续被动运动，促进关节内滑液的循环，改善关节营养，有效防止关节僵硬，并增加肌肉的柔韧性、肌力和耐力。

2. 增强肌力 为了增强肌力可以进行轻柔的抗阻练习。采用关节不负重、少负重的等长练习为主，在炎症缓解后，逐渐对肢体施加一定的阻力。

3. 合理休息 充分休息的前提下，根据患者的耐力和喜好选择游泳、自行车、散步、跑步、太极拳等项目，以提高机体有氧代谢能力。

4. 物理治疗 常用干扰电疗法、热疗法(蜡疗、红外线疗法)、微波疗法等，以消炎、镇痛、缓解肌肉痉挛。

5. 辅助器的正确使用 辅助器能保护病变部位，减轻负重，防止和矫正畸形，有利于病变组织的恢复。指导患者掌握辅助器的正确使用方法。

6. 心理护理 关节炎的病程长，疼痛较严重，症状时轻时重，使患者活动能力受限，晚期会出现畸形，容易造成患者精神抑郁，产生被动和依赖心理，而影响康复训练的积极性。因此，应注重心理护理。

五、预后及康复教育

大多数关节炎患者预后良好，要消除患者紧张压抑的情绪，做好健康宣传教育工作，以提高患者康复的主动性和积极性

1. 适当的运动锻炼　根据患者的具体情况，为其制订个性化的康复运动锻炼计划，循序渐进地实施。酌情选择不同的运动项目，可选择散步、骑自行车和游泳等，或在非负荷状态下进行关节屈伸或肌肉等长运动。颈、腰椎骨关节炎患者应避免久站久坐，并进行颈肩、腰部功能锻炼。

2. 避免诱发因素　关节炎的发生发展除有一定的遗传、免疫等因素外，还有其他一些诱因，如肥胖、外伤、过度使用、不良姿势、受凉受潮等。避免诱发因素可以较好地预防和控制关节炎的发生和发展。

3. 补充营养　给予高蛋白质、高维生素、营养丰富的饮食，饮食宜清淡、易消化，忌辛辣、刺激性食物。

4. 指导患者　正确使用辅助器。

5. 教育患者　保持关节的功能位，预防畸形的发生。

6. 预防和及早诊断其他全身性疾病　减少患者的痛苦。

复习思考题

简答题

如何对类风湿关节炎患者进行健康教育？

【小结】

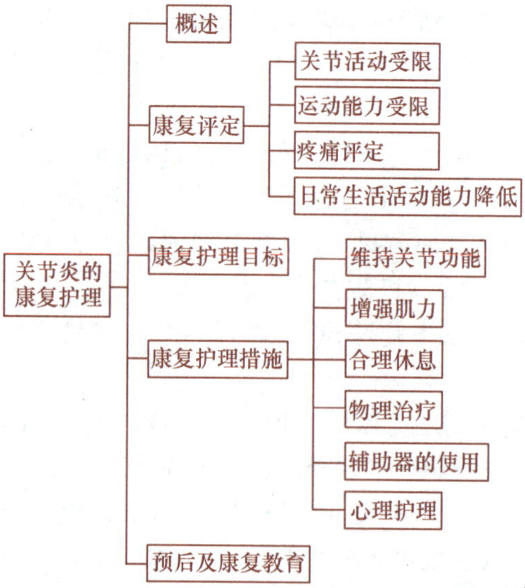

（谢桂英　向燕卿）

第四节　颈、肩、腰腿痛患者的康复护理

学习目标

1. 掌握颈椎病患者的康复护理方法。
2. 掌握肩周炎患者的康复护理方法。
3. 掌握腰椎间盘突出症患者的康复护理方法。

典型案例

李某，男，61 岁，退休职工。因头枕、颈部及右上臂疼痛 5 个月，伴右手指端麻木。疼痛加重 2 周，并影响正常休息，时有睡眠中痛醒，患者十分担心会引起瘫痪而入院。查体：颈部活动受限，颈后部肌肉紧张，椎间孔压缩试验阳性。X 线显示：颈椎排列曲线僵直，$C_5 \sim C_6$ 椎体后缘增生，椎间隙变窄，相应椎间孔狭窄。

请问：1. 该患者最有可能的诊断是什么？

2. 该患者入院后首先采取的康复护理措施是什么？

3. 该患者是否适合牵引治疗？

一、颈椎病的康复护理

（一）概述

颈椎病是由于颈椎间盘、椎间关节发生退行性改变，刺激或压迫其周围的神经、血管、脊髓、肌肉等组织而引起的一系列临床表现。颈椎病是一种常见病、多发病，多发于 40～60 岁的中老年人，发病率达 20%～50%，近年来有年轻化的趋势，从事伏案工作者的发病率最高。好发部位依次为 $C_5 \sim C_6$、$C_6 \sim C_7$、$C_7 \sim T_1$。其发病多与颈椎的退行性变、慢性劳损、不适当的体育锻炼、颈椎先天性畸形、头颈部急性损伤和陈旧性损伤等因素有关。分为颈型、神经根型、脊髓型、椎动脉型、交感神经型及混合型 6 个临床类型。

（二）康复评定

1. 主要功能障碍

（1）颈型颈椎病：又称软组织型颈椎病。主要表现为颈肩背部僵硬、疼痛，颈部活动受限。

（2）神经根型颈椎病：此型最多见。主要表现为颈肩背部疼痛，活动受限，并沿着受压神经根的支配区向肩部、上肢及手指放射，患侧上肢麻木和感觉障碍，上肢无力、沉重，握力减退，持物不稳或坠落，晚期可出现肌萎缩。肱二和肱三头肌腱反射减弱，臂丛牵拉试验与压顶试验阳性，颈椎棘突及棘突旁组织有压痛。

(3) 脊髓型颈椎病：主要表现为一侧或双侧下肢麻木、无力，足下踩棉花感，抬步沉重，渐至跛行，行走困难；一侧或双侧上肢麻木、僵硬，持物易坠落，写字、持筷、系扣等精细动作难以完成；胸腹部或双下肢有束带感，后期可出现四肢瘫痪，排尿、排便功能障碍，性功能减退；肌张力增加，腱反射亢进，可出现病理反射，肌力减弱，浅反射减弱。

(4) 椎动脉型颈椎病：主要表现为转头时突发眩晕、恶心、呕吐，四肢无力，共济失调，甚至发生猝倒，但意识清醒。可伴有眼震，视物不清，进食呛咳，咽部异物感，言语不清，一过性听力减退等表现。

(5) 交感神经型颈椎病：主要表现为头痛、头昏，枕部痛或颈后痛；视物模糊，眼胀、干涩或流泪；心动过速或心动过缓；肢体发凉怕冷，局部温度偏低，或肢体发红怕热；面部或半身麻木，无汗或多汗；耳鸣或耳聋，听力下降；血压偏高或偏低；情绪不稳，睡眠不良。颈椎及上胸椎棘突压痛，针刺觉减退。

2. 综合功能评定

(1) 颈椎关节活动度评定：包括颈椎的前屈、后伸、侧屈、环转及侧转的活动度评定。

(2) 肌力评定：包括上肢肌、肩胛带肌及颈肌的肌力评定。

(3) 感觉功能与反射评定。

(4) 疼痛与压痛点评定。

(5) ADL 评定。

3. 专项评定

(1) 脊髓型颈椎病的评定：采用日本骨科学会(JOA)的 17 分评定法。17 分为正常值，分数越低表示功能越差(表 6-4-1)。

表 6-4-1 JOA 脊髓型颈椎病功能评定表

项目	评分
Ⅰ. 上肢运动功能(4 分)	
不能持筷或勺进餐	0
能持勺，但不能持筷	1
能持筷，但很费力	2
能持筷，但笨拙	3
正常	4
Ⅱ. 下肢运动功能(4 分)	
不能行走	0
走平地需用拐杖	1
仅上下楼梯时需扶拐杖	2
行走或上下楼梯不需拐杖，但缓慢	3
正常	4

续表

项目	评分
Ⅲ. 感觉(6分,包括上肢、下肢和躯干,各2分)	
有明显感觉障碍	0
轻度感觉障碍	1
正常	2
Ⅳ. 膀胱功能(3分)	
尿潴留	0
严重排尿障碍(膀胱排空不充分,排尿费力及淋漓不尽)	1
轻度排尿障碍(尿频及排尿踌躇)	2
正常	3

(2) 神经根型颈椎病的评定　采用日本学者田中靖久等人的评价方法,正常值为20分(表6-4-2)。

表6-4-2　神经根型颈椎病功能评定表

项目	评分
1. 疼痛与麻木(包括颈肩部、上肢和手指,各3分)	
没有	3
时有	2
常有或有时加重	1
常很严重	0
2. 感觉	
正常	2
轻度障碍	1
明显障碍	0
3. 肌力	
正常	2
轻度减退	1
明显减退	0
4. 腱反射	
正常	1

续表

项目	评分
减弱或消失	0
5. 椎间孔挤压实验	
阴性	3
颈肩痛(+)颈椎活动受限(-)	2
颈肩手痛(+)颈椎活动受限(-)	1
颈肩痛(+)颈椎活动受限(+)	0
颈肩手痛(+)颈椎活动受限(+)	0
6. 工作和生活能力	
正常	3
不能持续	2
轻度障碍	1
不能完成	0
7. 手的功能	
正常	0
仅有无力、不适而无功能障碍	-1
有功能障碍	-2

【知识拓展】

颈椎病的特征性物理检查

1. 压顶试验(椎间孔挤压试验)　患者坐位,全身放松,头向患侧倾斜。检查者双手重叠放在患者头顶,向下加压。出现颈肩臂放射性疼痛或麻木者为阳性。

2. 臂丛牵拉试验　患者取坐位,检查者一手将患者头推向健侧,另一手握住患者手腕向相反方向牵拉。出现放射性疼痛或麻木者为阳性。

3. 引颈试验(椎间孔分离试验)　患者端坐,检查者立于患者身后,双手分别托住患者枕颌,向上牵拉颈椎。出现上肢麻痛症状减轻为阳性。

以上3种试验用于神经根型颈椎病的检查。

4. 前屈旋颈试验　令患者头部前屈并左右旋转颈部。颈椎处出现疼痛为阳性,提示颈椎小关节可能有退行性改变。

5. 低头试验(屈颈试验)　患者直立,双手自然下垂,双足并拢,低头看自己足尖1 min。出现头痛、手麻、头晕、耳鸣、下肢无力、手出汗等症状为阳性。

6. 仰头试验(伸颈试验)　姿势与低头试验相同,改低头为仰头看屋顶1 min。出现低头试验的各种症状者为阳性。

(三) 康复护理目标

1. 缓解神经根、血管、脊髓受压和肌肉痉挛，以减轻疼痛和躯体活动障碍，增加自理能力。

2. 调节自主神经功能，防止肺部感染、泌尿系感染和压疮等潜在并发症。

3. 改善患者因担心疾病反复发作的焦虑情绪。

4. 预防病情进一步发展。

(四) 康复护理措施

1. 卧床休息　可减少颈椎负荷，保持颈椎的稳定性，有利于局部充血水肿的消退，减轻症状。要注意枕头的选择，理想的枕头应硬度、大小适中，形状以中间低、两端高为佳，高度为 12～15 cm。仰卧位时，将枕头放置于颈后，保持头部轻度后仰姿势；侧卧位时，枕高与肩宽一致，有助于维持颈椎的生理曲度，放松颈肩部肌肉。避免长时间俯卧位或半俯卧位，此种体位颈部肌肉处于被动牵拉状态，不利于颈部的休息。

2. 体位指导　站立时头部应保持水平位置，下颌向内收；坐位时选择高度适中、稳固及能支撑背部的椅子，避免长时间低头或突然扭动颈部，而对颈部造成压力；刷牙、洗脸时尽量保持颈部挺直，洗头时避免头低于面盆。长期伏案工作者，应调整工作台的高度与身体高度相适合，避免颈部过度前屈或后伸；工作 1～2 h 后，应适当休息，放松颈部。

3. 颈椎牵引的护理　颈椎牵引是目前疗效较好、应用较广的颈椎病治疗方法。牵引可使椎间隙和椎间孔增宽，从而减轻神经根受压和椎动脉扭曲。但脊髓型和椎动脉型慎用，颈椎不稳者禁用。牵引前需向患者讲解牵引的方法、作用及注意事项，争取其主动配合。掌握好牵引的角度、时间、质量。目前常采用颌枕吊带牵引法。① 坐位牵引(图 6－4－1)：患者颈部前屈 15°～20°，眩晕症状明显的患者保持头部中立位；牵引时间一般为 10～30 min/次，每日 1～2 次；牵引质量从 3～5 kg 开始，根据患者体重、性别、体质等情况逐步增加牵引质量，最重可达 12～15 kg，亦可按体重的 1/12～1/8 计算。② 卧位牵引(图 6－4－2)：患者颈部前屈 30°～45°，牵引质量从 2～3 kg 开始，逐步增加到 4～6 kg，每 2 h 休息 10～15 min。症状缓解后逐渐缩短牵引时间，减少牵引质量或改为坐位牵引。年老体弱者可采用卧位牵引，但牵引时间要短、质量要轻。牵引过程中要密切观察患者有无因牵引质量偏大引起的颞颌关节痛、牙痛、头痛等不适，以及肌肉、韧带、关节囊等软组织损伤。对出现不适和症状加重者，要立即停止牵引，分析原因；或调整牵引质量、时间及角度，继续观察患者的反应；或更换治疗方法。

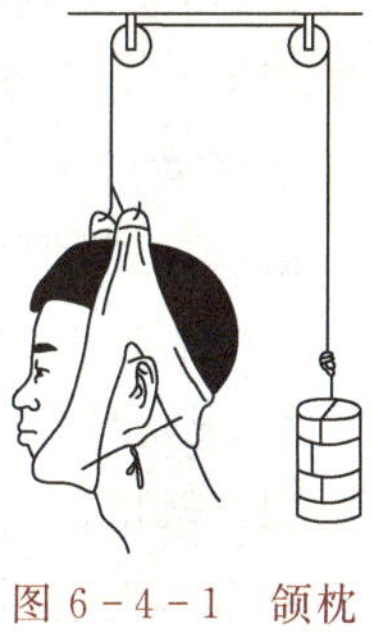

图 6－4－1　颌枕吊带坐位牵引

4. 康复训练的护理　通过颈背部肌力训练增强颈背部肌力，以保持颈椎的稳定性；通过颈椎关节活动训练改善颈椎活动范围，防止颈肌痉挛，并有助于改善颈部血液循环，减轻疼痛，防止肌萎缩。① 颈椎关节活动训练(图 6－4－3)：颈部作前屈、后伸、

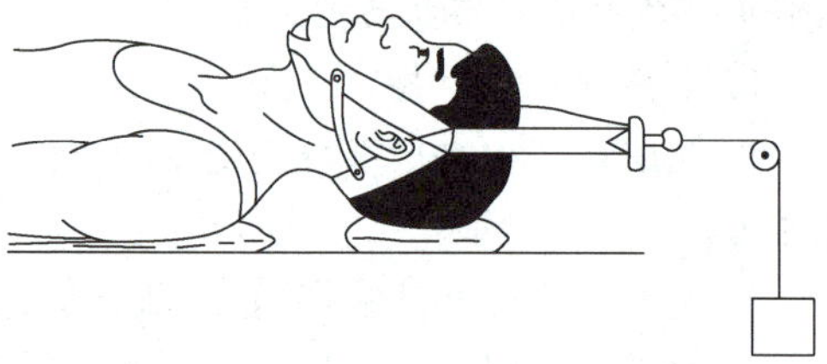

图 6-4-2　颌枕吊带卧位牵引

侧屈、环转及侧转等运动，缓慢进行至关节活动度最大范围，以不引起症状为宜。② 颈背部肌力训练(图 6-4-4)：主要训练颈背部及上肢的肌肉力量。③ 肩部放松训练：扩胸训练、双肩环绕训练等。训练也可在家中进行，每日1～3次，要持之以恒。康复训练在颈椎病急性期症状减轻后即可开始，根据病情不同阶段区别对待，急性期应进行小运动量的主动运动，慢性期或恢复期可进行较大量的主动运动。

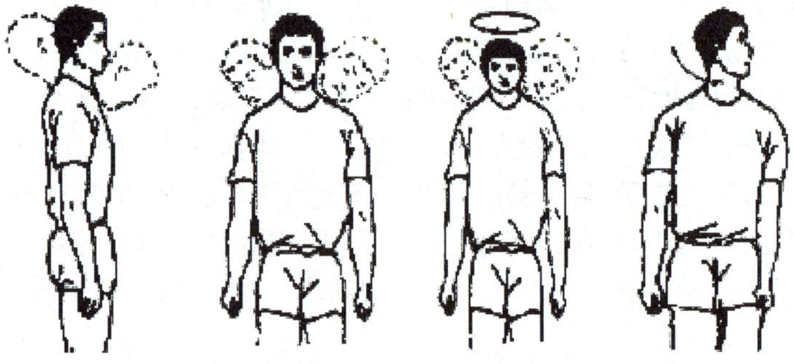

图 6-4-3　颈椎关节活动训练

(五) 预后及康复教育

1. 预后　多数颈椎病通过保守治疗预后良好，只有少数需要手术治疗。颈型预后良好，虽有反复发作之忧，但对脑力和体力不会造成严重损害。神经根型预后不一，其中以麻木为主要症状者预后良好，以萎缩为主要症状者预后较差，以神经根疼痛为主要症状者介于二者之间。脊髓型对患者的体力损害较为严重，如不积极治疗，多致终生残疾。椎动脉型大多预后较好，仅有极少数患者可因椎-基底动脉供血不足造成瘫痪，预后较差。脊髓型和交感神经型大多数患者的症状可以得到改善，预后尚佳。

2. 康复教育

(1) 保持正确姿势：保持正确的坐姿、站姿、卧姿及良好的工作习惯，对缓解颈椎病症状和预防复发有着积极意义。

(2) 坚持功能训练：每天做数次颈部运动有助于减慢颈椎退化过程。应坚持早晚锻炼或做工间操，包括颈椎保健操，以改善颈肌疲劳，恢复最佳应力。

(3) 防止外伤：避免各种运动损伤和生活意外，如乘车要系好安全带，劳动和走路中防闪、防扭伤。

(4) 预防复发：遵医嘱进行正规治疗，疗程结束后，坚持进行自我锻炼，纠正不良习惯，是预防颈椎病复发的关键。

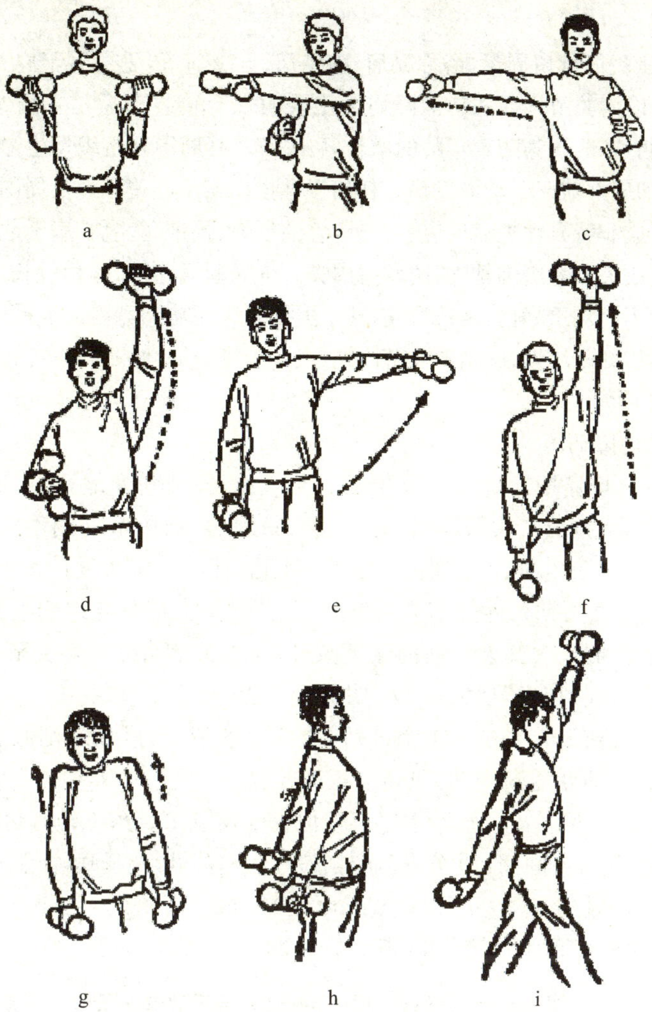

图 6-4-4　颈背部肌力训练

二、肩关节周围炎的康复护理

典型案例

王某，女，50岁，公务员。右肩关节周围疼痛半个月，晚间疼痛加重，有时可在不随意活动中诱发短暂的剧烈肩痛，右肩关节轻度活动障碍。

请问： 1. 如何对该患者进行肩关节功能评定？

2. 该患者处于肩周炎的哪一期，其护理措施如何？

3. 应如何对该患者进行增加肩关节活动度的训练？

(一) 概述

肩关节周围炎简称肩周炎，俗称凝肩、冻结肩、五十肩等，是发生于肩关节周围软组织的无菌性炎症，以肩关节疼痛和功能障碍为主要表现。50 岁前后是本病的高发年龄。本病病因至今未明，一般认为随着年龄的增长，肩关节及其周围软组织发生退行性变，加上反复的微细损伤和肩部缺乏活动而发病。任何慢性损伤累及肩关节囊及周围的肌肉、肌腱等软组织，均可造成非特异性炎症反应。此外，急性创伤、颈椎病、冠心病引起的肩部疼痛、肌肉痉挛，也可造成关节囊周围粘连，诱发肩周炎。本病起病隐匿，病程较长，约 2 年，有自愈倾向，但处理不当会加重病情，延长病期，甚至遗留永久性功能障碍。根据病理变化可将病程分为 3 个阶段，即凝结期、冻结期和解冻期(或分为疼痛期、僵硬期和恢复期)。

(二) 康复评定

1. 主要功能障碍

(1) 凝结期(疼痛期)：病变主要位于肩关节囊，关节囊挛缩，关节腔容积减小，肱二头肌腱粘连。牵拉肱二头肌腱时，有不适及束缚感，肩关节外侧疼痛，夜间加重，可扩展到枕部、后背、三角肌、前臂伸面、腕部或手指，伴有一定程度的关节活动受限。

(2) 冻结期(僵硬期)：除关节囊挛缩外，关节周围大部分软组织均受累，胶原纤维变性，组织纤维化而失去弹性。肩痛逐渐减轻，盂肱关节活动明显受限，以外展、外旋、后伸受限为主，出现“扛肩”现象，ADL 明显受到影响。

(3) 解冻期(恢复期)：6～24 个月后，炎症逐渐消退，疼痛逐渐减轻，肩部粘连逐步松解，肩关节活动度逐渐增加，肌萎缩逐渐改善。

2. 疼痛评定 无痛：30 分；活动时疼痛但程度较轻：20 分；不动时疼痛较轻，活动时加重，但可忍受，偶有夜间痛：10 分；疼痛难忍，夜间痛甚，影响睡眠，需服止痛药：0 分。

3. 肩关节功能评定 采用 Constant - Murley 法，总分为 100 分，包括疼痛、ADL、关节活动度和肌力 4 个部分(表 6 - 4 - 3)。

表 6 - 4 - 3 Constant - Murley 肩关节功能评定表

项目	评分	项目	评分
1. 疼痛(最高 15 分)		(2) 手的位置	
无疼痛	15	上抬到腰部	2
轻度痛	10	上抬到剑突	4
中度痛	5	上举到颈部	6
严重痛	0	上举到头顶部	8
2. ADL(最高 20 分)		举过头顶部	10
(1) ADL 的水平		3. ROM	
全日工作	5	(1) 前屈、后伸、外展、内收 4 种活动分别按下列标准评分(每种活动最高 10 分，4 项最高 40 分)	
正常的娱乐和体育活动	3		
不影响睡眠	2		

续表

项目	评分	项目	评分
0°～30°	0	手背可达大腿外侧	0
31°～60°	2	手背可达臀部	2
61°～90°	4	手背可达腰骶部	4
91°～120°	6	手背可达腰部（L_3 水平）	6
121°～150°	8	手背可达 T_{12} 椎体水平	8
151°～180°	10	手背可达肩胛下角水平（T_7 水平）	10
（2）外旋（最高 10 分）		4. 肌力（最高 25 分）	
手放在头后肘部保持向前	2	MMT　0 级	0
手放在头后肘部保持向后	2	Ⅰ级	5
手放在头顶肘部保持向前	2	Ⅱ级	10
手放在头顶肘部保持向后	2	Ⅲ级	15
手放在头顶再充分向上伸直上肢	2	Ⅳ级	20
（3）内旋（最高 10 分）		Ⅴ级	25

（三）康复护理目标

1. 急性期缓解疼痛，维持肩关节活动范围，预防关节功能障碍。

2. 慢性期恢复关节活动功能。

3. 恢复期增强肌肉力量，恢复或改善已发生失用性萎缩的肩胛带肌、三角肌等肌肉的正常弹性和收缩功能，以达到全面康复和预防复发的目的。

（四）康复护理措施

1. 凝结期护理　避免过度使用患侧肩关节，以减轻肩关节的过度负荷，保证其有充足的休息时间。仰卧位时，患肩下垫一薄枕，以放松肩关节；健侧卧位时，胸前放一软枕，将患肢放在上面；避免患侧卧位，以防对肩关节造成挤压。鼓励患者在不加重肩关节疼痛的范围内自主活动肩关节，以减轻活动受限的程度，如肩梯（图 6－4－5）、弯腰摆肩、滑轮训练等。疼痛明显时，可酌情选用消炎镇痛、缓解肌肉痉挛的药物，如布洛芬、阿司匹林等。

2. 冻结期的护理　疼痛明显减轻时，尽快进行有效的肩关节功能训练。如肩关节被动牵拉训练，肩关节内收－外展训练（如粉刷、拉琴、编织等），肩关节旋转训练（如投球、乒乓球、拉锯等）外，肩关节屈伸训练（如滚筒、肩梯、爬墙等）。随着肩关节活动范围的逐渐增加，指导患者进行 ADL 训练。

3. 解冻期的护理　以增加肩关节活动的训练为主，辅以肌力训练。日常活动应

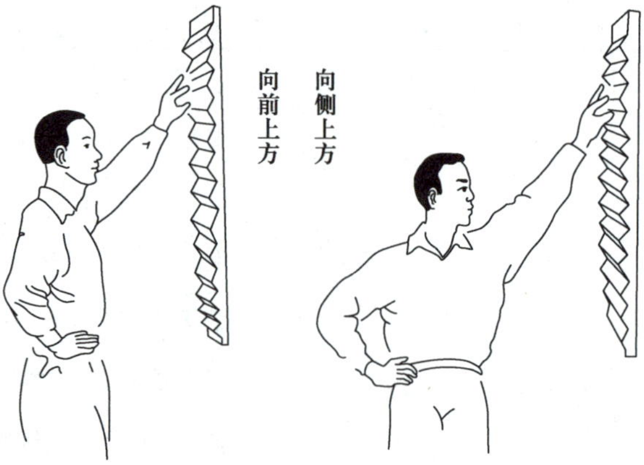

a　　b

图 6-4-5　肩梯训练

尽量使用患侧肩关节完成。各种训练以不引起明显疼痛为宜，要特别重视肩关节外展、外旋训练及三角肌和肩胛带肌的肌力训练。尽可能恢复已发生失用性萎缩的三角肌和肩胛带肌的收缩功能。通常采用持器械运动和徒手体操，如患肢外展并屈肘，做肩关节内旋、外旋主动运动或助力运动；利用体操棒进行肩部活动训练（图 6-4-6）；利用滑轮由健肢带动患肢做肩关节各轴位的助力运动（图 6-4-7）；双手握肋木下蹲，

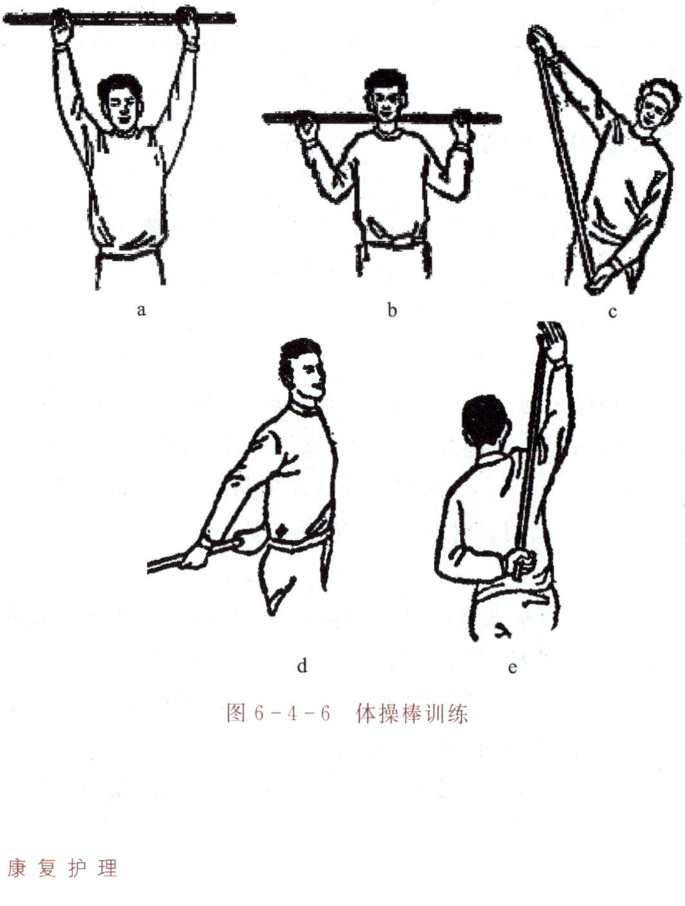

a　　b　　c

d　　e

图 6-4-6　体操棒训练

利用躯干重心下移做牵伸肩部软组织的牵伸训练；利用哑铃、拉力器等做增强肩胛带肌和三角肌肌力的抗阻运动；医疗体操。要有足够的训练次数和训练时间，才能取得明显效果，一般训练 2～3 次/日，每次 15～30 min。

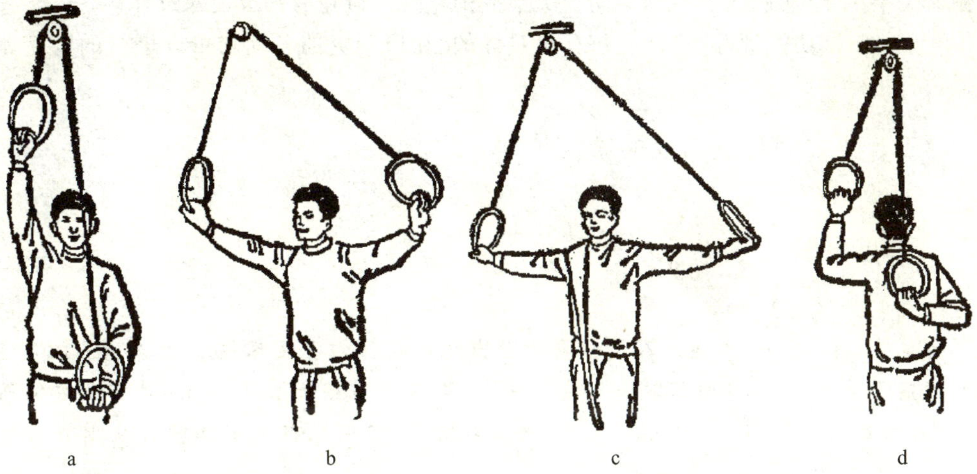

图 6-4-7　滑轮训练

【知识拓展】

医疗体操

1. 伸展双肩　双腿分立同肩宽，上肢自然下垂，两臂向前伸直，掌心向下，两臂向两侧外展并逐渐向上抬举双臂，达到最大限度后停留 10 s 左右，再缓慢回到原处。

2. 弯腰摆肩　腰前屈 90°，上肢自然下垂，肩部肌肉放松，患侧肩做前后、左右摆动和画圈动作。

3. 摸墙　面对墙壁站立，保持躯干直立。患侧上肢伸直，手指沿墙壁缓缓向上爬动，上肢尽量高举，到最大限度后，再缓慢回到原处。

4. 梳头　站立或仰卧，患侧肘关节屈曲，前臂向前、向上，掌心向下，患侧的手经前额、对侧耳部绕头一圈，做梳头动作。

5. 体后抬手　自然站立，患侧上肢后伸、内旋、内收，健侧手拉住患侧手，逐渐向上牵拉。此动作对改善肩关节的整体功能效果较好。

6. 器械体操　借助体操棒或滑轮，在健侧上肢的带动下，进行患侧肩关节的被动或主动助力活动。

(五) 预后及康复教育

1. 预后　本病预后良好，通过积极、恰当的治疗，患者一般能在数月内得以康复。虽然有些患者病程达 1～2 年，但最终也能康复。对于治愈数年后又复发者，最主要的是通过功能训练巩固疗效，防止复发。

2. 康复教育

（1）治疗原发病：如糖尿病、颈椎病、偏瘫等。

（2）避免诱发因素：对肩关节或肱骨近端骨折后长时间制动者，应根据病情及时做肩关节的主动或被动训练，以防肩关节周围粘连。避免肩关节受寒及外伤。

（3）坚持功能训练：选择一些有针对性的、在肩周炎的各期均可以进行的医疗体操进行主动训练。

三、腰椎间盘突出症的康复护理

典型案例

张某，男，42岁，搬运工人。搬重物后出现腰痛伴右下肢疼痛3天，咳嗽、打喷嚏时疼痛加重，卧床休息时好转。入院查体：弯腰活动明显受限，L_3～L_5 棘突及右侧压痛，右侧直腿抬高40°(＋)，右小腿外侧痛觉减退，双侧跟腱反射和膝腱反射正常对称。X线显示：L_4～L_5 椎间隙略窄。

请问：1. 本患者最有可能的诊断是什么？

2. 为了明确椎间盘突出的程度，最适宜做哪项检查？

3. 目前该患者的康复措施是否适合腰肌肌力训练？

（一）概述

腰椎间盘突出症是指在腰椎间盘退行性变的基础上，在外力作用下造成纤维环破裂和髓核组织突出，刺激和压迫脊神经根或马尾等组织所引起的一系列临床综合征，是引发腰腿痛疾病最常见的病因。以 L_4～L_5、L_5～S_1 椎间盘突出为最多见，占90%以上，多发生于20～50岁青壮年。腰椎间盘退行性变是其基本病因，与损伤、遗传等因素也有一定关系。诱发因素为职业、吸烟、心理因素、医源性损伤、体育活动、寒冷、肥胖等。

（二）康复评定

1. 主要功能障碍

（1）症状：主要表现为下腰痛和坐骨神经放射痛，少数患者出现股神经痛。下腰痛可沿坐骨神经分布放射到臀部、大腿后部或外侧、小腿后外侧及足背或足底。腰腿痛可因行走、站立、久坐、咳嗽、打喷嚏或腹部用力等因素而加重，卧床休息后可暂时缓解。中央型椎间盘巨大突出者，可出现会阴部麻木、刺痛、大小便困难或失禁。部分患者因其腰部交感神经受刺激而出现患侧下肢发凉、无汗或水肿。严重者出现患侧下肢肌萎缩及瘫痪。

（2）体征：棘突旁2 cm处压痛，并沿坐骨神经方向放射；直腿抬高试验和加强试验阳性；腰椎生理曲度变直，可出现侧凸；患侧下肢感觉功能减退、肌力减弱、腱反射减弱或消失；拾物试验阳性（拾物时髋关节、膝关节屈曲而腰部挺直）。

2. 综合功能评定

（1）疼痛的评定：了解疼痛的性质、部位、程度、发作的次数及加重和缓解因素。

(2) 腰椎关节活动度评定。

(3) 腰背肌和下肢肌力评定。

(4) 下肢感觉功能评定。

(5) 步态分析。

(6) ADL 评定。

3. 影像学评定　为主要评定内容。

(三) 康复护理目标

1. 急性腰腿痛者　以减轻疼痛为主要目标。教育患者掌握一些缓解疼痛的方法,避免疼痛加重的诱因,防止急性腰腿痛转化为慢性腰腿痛。

2. 慢性腰腿痛者　以预防疼痛的发生、发展,增强脊柱的稳定性,恢复脊柱各个轴位的运动功能为主要目标。

(四) 康复护理措施

1. 卧床休息　可减轻肌肉收缩与椎间韧带紧张对椎间盘造成的挤压,有利于椎间盘的营养供应,加速炎症的消退,使损伤的纤维环得以修复,突出的髓核缩小回纳。通常采用软硬合适的床铺,仰卧位时,可用卷起的毛巾卷放在腰部下方,以保持腰部的生理曲度。绝对卧床最好不超过 1 周,随着症状的改善,应尽可能下床做简单的 ADL。活动量要循序渐进,在不加重腰腿痛症状的情况下,逐渐恢复正常活动量。

2. 体位指导　保持脊柱的正常曲线,使脊柱和躯干肌肉处于平衡状态,是治疗的重要前提。坐位时避免弯腰、弓背,小腿自然下垂,双脚着地,臀部靠后,应在腰部垫一靠垫(图 6-4-8、图 6-4-9)。座椅不宜太低、太高或太软。站立时要抬头,下颌稍内收,肩平直,胸部微向前倾,收腹,腰略微前凸。急性腰腿痛患者,上下床时不可只用腰力,尽量避免弯腰,上床时应先坐在床边再躺下,下床时要先转身,将双脚放到床边,再利用手臂支撑起身体。为避免再度扭伤,可戴腰围保护。弯腰取物时,应以屈膝下蹲动作代之。提重物时,应将物体尽量贴近躯干,利用腿部和肩部的力量抬起,以减少腰椎负荷。取放高于头部的物品时,应站在凳子上,避免伸腰踮脚取放。

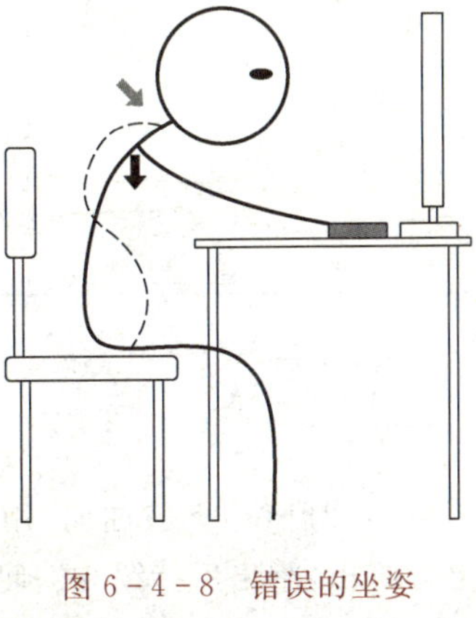

图 6-4-8　错误的坐姿

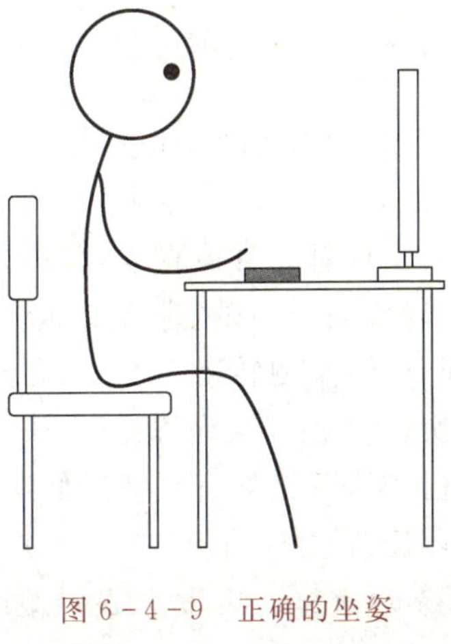

图 6-4-9　正确的坐姿

3. 腰椎牵引的护理　腰椎牵引治疗腰椎间盘突出症效果显著，有助于缓解腰背肌痉挛，使椎间隙增宽、椎间孔增大，松解粘连的神经根。根据牵引的质量和持续时间分为慢速牵引和快速牵引。① 慢速牵引：包括重力牵引、骨盆牵引、双下肢皮牵引等，20～30 min/次，每日 1～2 次，牵引质量一般为体重的 30%～70%。② 快速牵引：1～3 s/次，重复 2～3 次，牵引质量根据腰部肌肉抵抗力的大小而定，若需再次牵引，应间隔 5～7 天。患者一般采取仰卧位（亦可采取俯卧位），用两个牵引套分别围住骨盆和胸部或腰部进行对抗牵引。牵引中患者应感到疼痛减轻或有舒适感；如疼痛加重或难以忍受，应检查牵引方法是否正确或是否适合应用牵引。由于慢速牵引时间长，对胸腹部的压迫重，呼吸运动受到明显限制，所以老年人特别是有心肺疾患者应谨慎。快速牵引 6～48 h 后，部分患者会腰痛和下肢疼痛加重，或表现为腹胀、腹痛，应及时发现其不适，并通知医生。急性期腰痛和患侧下肢疼痛剧烈者不宜使用牵引治疗，应以卧床休息，服用消炎镇痛药为主要治疗方案。

4. 康复训练的护理

（1）早期康复训练：当患者症状缓解后，应开始循序渐进、持之以恒的腰背肌和腹肌训练，通过系统锻炼，逐步形成强有力的“肌肉背心”，纠正异常力线，增加腰椎的稳定性，增强韧带弹性，而巩固疗效，预防复发。① 五点支撑法：仰卧位，用头、双肘及双足跟着床，使臀部离床，腹部前凸如拱桥，稍倾放下，重复进行（图 6－4－10）。② 三点支撑法：在五点支撑法训练的基础上，待腰背稍有力量后改为三点支撑法。仰卧位，双上肢放到胸前，用头和双足跟支撑身体抬起臀部（图 6－4－11）。③ 飞燕式：俯卧位，双手后伸置臀部，以腹部为支撑点，胸部和双下肢同时抬起离床，如飞燕，然后放松（图 6－4－12）。

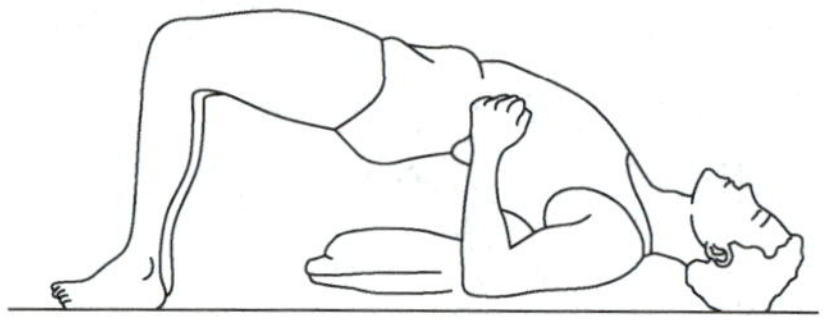

图 6－4－10　五点支撑法

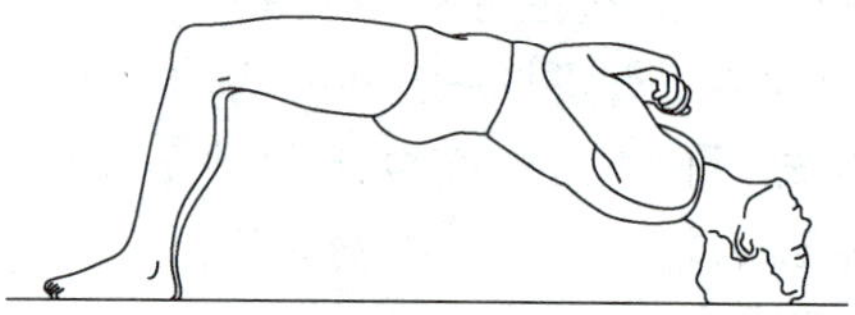

图 6－4－11　三点支撑法

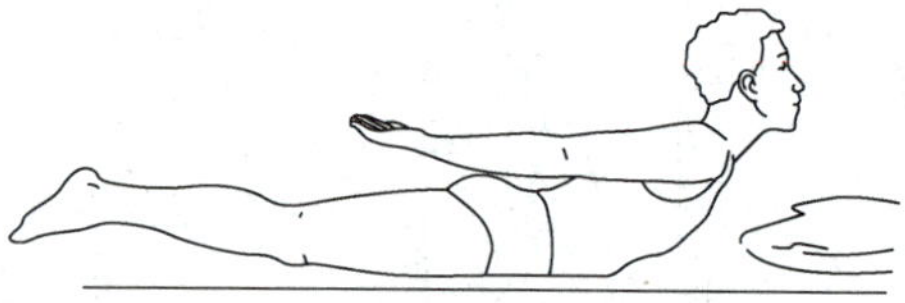

图 6－4－12　飞燕式

（2）恢复期康复训练：① 腰椎关节活动训练：神经根刺激症状消除后，可进行腰椎关节活动训练。身体直立，双腿分开与肩同宽，以髋关节为轴，进行腰部前屈、后伸、侧屈、环转及侧转运动，每个方向重复 5～10 次。② 后伸腿训练：双手扶一支撑物，挺胸抬头，双腿伸直交替后伸摆动，摆动幅度可逐渐增加，重复 10～20 次。③ 蹬足训练：仰卧位，下肢屈曲，用力收缩腹肌，使膝关节尽量靠近胸部，然后足跟用力向斜上方蹬出，蹬出后持续 5 s，回到起始位置，左右腿交替进行，每侧下肢重复 10～20 次。④ 仰卧起坐训练：仰卧位，双腿弯曲，双手上举，用力收缩腹肌，使上半身离床直到坐起，重复 5～10 次。⑤ 双膝触腋训练：仰卧位，腰背紧贴床面，用力收缩腹肌，双手抱持双膝，使之接近腋部，持续 30 s 左右，回到起始位置，重复 10～20 次。

(五) 预后及康复教育

1. 预后　腰椎间盘突出症不论用手术或保守治疗，预后均较好。腰椎间盘膨出的部分患者，髓核有可能自行还纳或经保守治疗后还纳；即使是突出或脱出的髓核，也可自然缩小；60 岁以后，患者活动减少，神经根功能相对性萎缩，神经压迫和刺激症状亦可减轻。

2. 康复教育

(1) 保持正确姿势：保持正确的坐姿、站姿、卧姿及良好的工作习惯，对缓解症状和预防复发有着积极意义。

(2) 改善工作环境：如果患者所从事的职业是腰腿痛的高发职业，应从人体工程学的角度分析工作环境和工作方式对脊柱的影响，设计出负荷人体生物力学的工作环境。

(3) 腰腿痛预防：进行各种体力劳动或体育运动之前，应对脊柱及四肢进行准备活动，可有效预防急性腰腿痛的发生。长时间站立干活，可以把一只脚放到 30 cm 高的小凳上，两脚轮换，以避免腰部肌肉紧张。

(4) 坚持功能训练：加强腰背肌和腹肌训练，对预防腰腿痛的复发具有积极作用。

复习思考题

一、单项选择题

1. 腰椎间盘突出症最早出现的症状是(　　)。

A. 肢体麻木　B. 下肢发凉　C. 腰痛
D. 下肢水肿　E. 肢体瘫痪

2. 预防腰椎间盘突出症的发作最重要的一点是禁止患者(　　)。

A. 腰部受凉　B. 便秘　C. 睡硬板床
D. 急剧弯腰拿重物　E. 情绪激动

3. 颈椎病中发病率最高的是(　　)。

A. 神经根型　B. 脊髓型　C. 交感神经型
D. 混合型　E. 椎动脉型

4. 腰椎间盘突出症的康复原则不包括下列(　　)。

A. 卧床休息　B. 骨盆牵引　C. 运动疗法
D. 理疗　E. 为减轻疼痛应睡软床

5. 下列(　　)不是对腰椎间盘突出症患者进行运动疗法的主要目的。

A. 减轻疼痛　B. 增强脊柱稳定性　C. 提高腰背肌力

D. 矫正不良姿势　E. 增强韧带的弹性

6. 神经根型颈椎病的最主要诱因是(　　)。

A. 外伤　B. 颈部突然转动　C. 精神受刺激

D. 不良姿势　E. 颈部用力

7. 颈椎病多见于(　　)。

A. 儿童　B. 中老年人　C. 少年

D. 青年　E. 婴幼儿

8. 颈椎牵引最适合于下列(　　)颈椎病。

A. 神经根型　B. 脊髓型　C. 交感神经型

D. 混合型　E. 椎动脉型

9. 肩周炎的最主要治疗方法是(　　)。

A. 针灸推拿　B. 卧床休息　C. 理疗

D. 药物治疗　E. 功能康复训练

10. 肩周炎急性期的康复目的是(　　)。

A. 防止关节挛缩　B. 扩大肩关节活动范围　C. 防止韧带硬化挛缩

D. 消炎止痛　E. 增强肌力

11. 下列(　　)不是交感神经型颈椎病的症状或体征。

A. 头晕　B. 头痛　C. 视力障碍

D. 上肢肌力减弱　E. 耳鸣

12. 合适的颈枕高度起到的主要作用是(　　)。

A. 睡眠舒适　B. 使颈椎保持生理前突曲线　C. 避免上肢麻木

D. 有利于上肢远端血液循环　E. 减轻颈椎病不适症状

13. 关于颈椎病的叙述下列(　　)是错误的。

A. 是良性疾病,有自限倾向,绝大多数预后良好

B. 经积极防治,可以避免或延缓症状出现

C. 自然病程是进行性加重

D. 只有少数脊髓型患者需要手术治疗

E. 颈椎退行性变不能阻止,但颈椎病可以预防

14. 颈椎病的神经根型病变的治疗不包括(　　)。

A. 颈围　B. 非甾体消炎药　C. 热敷或冰敷

D. 颈椎牵引　E. 手术

15. 肩周炎不常伴有的情况是(　　)。

A. 肌腱袖炎症　B. 外伤后长期制动　C. 颈神经根病变

D. 糖尿病　E. 冠心病

16. 肩周炎的最常见病因是(　　)。

A. 结核感染　B. 风湿病　C. 损伤

D. 受凉　E. 类风湿疾病

17. 颈椎病的体征不包括(　　)。

A. 颈神经根体征　B. 颈部活动范围减小　C. 脊旁肌痉挛、压痛
D. 颈部姿势异常　E. 头部震颤

18. 腰椎间盘突出症早期的基本治疗方法是(　　)。
A. 推拿按摩　B. 服用止痛药　C. 理疗
D. 完全卧床休息　E. 腰背肌训练

二、多项选择题

1. 为了避免发生意外，中老年人进行颈部体操锻炼时应注意(　　　)。
A. 运动量不宜过大　B. 运动强度不宜过强　C. 运动时间不宜过长
D. 运动动作不宜过多　E. 运动时间不宜过短

2. 腰椎间盘突出症的康复护理目的是(　　　)。
A. 缓解疼痛　B. 提高肌力　C. 改善功能
D. 改善关节活动度　E. 降低肌肉痉挛

3. 腰椎间盘突出症的诱发危险因素有(　　　)。
A. 吸烟　B. 职业因素　C. 个人因素
D. 肌力失衡　E. 心理因素

4. 腰椎间盘突出症的治疗方法包括(　　　)。
A. 卧床休息　B. 骨盆牵引　C. 药物治疗
D. 物理治疗　E. 手术治疗

5. 肩周炎的主要临床表现是(　　　)。
A. 固定患肢，疼痛加重　B. 肩关节酸痛或钝痛
C. 病程长者可出现肌肉萎缩　D. 肩关节活动受限
E. 肩关节的疼痛可放射至后背及前臂伸面

6. 肩周炎的主要发病原因是(　　　)。
A. 肩部软组织退行性病变　B. 肩关节的慢性损伤
C. 肩关节长期制动　D. 肩关节的各种急性损伤
E. 肩部持续痉挛缺血

7. 利用关节松动术治疗肩周炎的作用是(　　　)。
A. 缓解疼痛　B. 松解粘连组织　C. 增强肌肉强度
D. 促进关节液的流动　E. 增强本体反馈

8. 下列(　　　)是腰椎间盘突出症恢复期的治疗方法(　　　)。
A. 卧床、制动　B. 关节松动术　C. 低频电疗
D. 手术治疗　E. 腰背部稳定性及柔韧性训练

9. 下列(　　　)是腰椎间盘突出症健康教育的正确内容。
A. 下蹲搬物，腰部挺直　B. 腰背肌训练
C. 指导腰部柔韧性训练　D. 与日常习惯姿势无关
E. 移动物体时，应向后拉，而不是向前推

10. 神经根型颈椎病的主要临床特点是(　　　)。

A. 颈、肩、臂疼痛　B. 颈性眩晕　C. 上肢肌力减弱
D. 肌张力增高　E. 疼痛沿肩臂向远端放射

11. 预防颈椎病的正确认识是(　　)。
A. 青少年颈椎不会发生病变　B. 避免头颈部长期固定于同一位置
C. 颈椎病不可避免　D. 保持头颈部于正常生理位置
E. 运动时应防止颈部损伤

12. 颈椎病一般状况的评定包括(　　)。
A. 颈椎的活动范围测定　B. 肌力测定　C. 疼痛与压痛点的测定
D. 感觉和反射功能的测定　E. ADL 测定

13. 颈椎病引发以下(　　)情况。
A. 严重颈椎失稳　B. 椎间孔变形　C. 脊髓严重受压　D. 椎动脉扭曲
E. 交感型颈椎病急性期

14. 颈椎牵引的作用是(　　)。
A. 解除颈部肌肉痉挛　B. 恢复颈椎椎间关节的正常序列
C. 伸张被扭曲的椎动脉　D. 减轻椎间盘内压力
E. 解除神经根的刺激和压迫

15. 下列关于腰椎间盘突出症的说法正确的是(　　)。
A. 为常见的腰腿痛疾病
B. 多见于 50 岁以上的年长者，以从事体力劳动者居多
C. 以 $L_4 \sim L_5$、$L_5 \sim S_1$ 椎间盘突出为最多见
D. 在腰椎间盘退行性变的基础上，由急性或慢性损伤引起
E. 影响腰椎的稳定性，是腰痛迁延难愈的主要原因之一

三、名词解释

1. 颈椎病　2. 腰椎间盘突出症　3. 肩周炎

四、简答题

1. 颈椎病的主要临床类型及其功能障碍特点是什么？
2. 颈椎牵引的康复护理措施是什么？
3. 肩周炎的病理类型及其功能障碍特点是什么？
4. 肩周炎的康复护理措施是什么？
5. 腰椎间盘突出症的功能障碍特点是什么？
6. 腰椎间盘突出症的康复训练的护理措施是什么？

【小结】

- 颈、肩、腰腿痛的康复护理
  - 颈椎病的康复护理
    - 概述
    - 康复评定
      - 主要功能障碍
      - 综合功能评定
      - 专项评定
    - 康复护理目标
    - 康复护理措施
      - 卧床休息
      - 体位指导
      - 颈椎牵引护理
      - 康复训练护理
    - 预后及康复教育
  - 肩周炎的康复护理
    - 概述
    - 康复评定
      - 主要功能障碍
      - 疼痛评定
      - 肩关节功能评定
    - 康复护理目标
    - 康复护理措施
      - 凝结期护理
      - 冻结期的护理
      - 解冻期的护理
    - 预后及康复教育
  - 腰椎间盘突出症的康复护理
    - 概述
    - 康复评定
      - 主要功能障碍
      - 综合功能评定
      - 影像学评定
    - 康复护理目标
    - 康复护理措施
      - 卧床休息
      - 体位指导
      - 腰椎牵引护理
      - 康复训练护理
    - 预后及康复教育

（于　梅）

第七章　慢性病患者的康复护理

第一节　冠心病患者的康复护理

学习目标

1. 掌握冠心病患者的康复评定内容。
2. 掌握冠心病患者的康复治疗护理措施。
3. 熟悉冠心病患者的康复教育内容。

典型案例

邵某，男，54 岁，干部。心前区间歇发作压痛及压迫感 4 年余。患者于 5 年前因陈旧性心肌梗死住院，出院 1 个月后经常感到心前区间歇发作闷及压迫感，含服硝酸甘油片后始能缓解，近来发作较频而入院。检查：血压 120 mmHg/90 mmHg，心界向左下扩大，心律整，心率 56 次/min，心尖区可闻及 2 级吹风样收缩期杂音，舌黯红，苔黄浊腻，脉缓。胸透：主动脉迂曲延长，左心室向左下延伸，左心室扩大。心电图：窦性心动过缓兼不齐，陈旧性后壁心肌梗死。眼底检查：A∶V 为 1∶3，反光度增强，眼底动脉硬化。诊断：冠心病，心绞痛，陈旧性后壁心肌梗死。

请问： 1. 该患者出现上述症状的原因是什么？

2. 应采取什么样的康复护理措施？如何进行康复教育？

【知识拓展】

冠心病介入手术出院后康复的关键

冠心病患者结束住院治疗后，家庭休养是康复的关键。置入支架只是针对患者最严重的患处采取措施，手术并不能从根本上抑制动脉粥样硬化的进展，支架术后仍需对危险因素（如高血压、高血脂、糖尿病、吸烟、肥胖等）加强控制。患者需要遵医嘱坚持服药，定期随访，调整好饮食、运动及心态。

一、概述

冠心病是由于血脂增高致使冠状动脉壁脂肪沉积形成粥样硬化斑块，逐步发展为血管狭窄乃至闭塞，引起心肌缺血、缺氧的心脏病，其基本病变是心肌供血不足，统称为冠状动脉性心脏病，简称冠心病。

冠心病是最常见的心血管疾病之一，好发于 40 岁以上的人群，男性多于女性，脑力劳动者多于体力劳动者。目前，我国年发病率为 120/10 万人口，年平均死亡率男性为 90.1/10 万，仅次于恶性肿瘤的死亡率，并且随着我国人民生活水平的提高及人口老龄化的持续加剧，冠心病的发病率还将不断上升，并有患者年轻化的趋势。

二、康复评定

1. 心血管功能障碍　冠心病患者由于体力活动受限，造成心血管系统适应性降低，若患者活动量加大，会使心脏负担增加，导致心肌缺血，而诱发心绞痛。心绞痛的发生限制了患者的活动，从而使患者活动能力下降。

2. 呼吸功能障碍　冠心病患者的心功能障碍往往会伴随不同程度的肺循环功能障碍，使肺的气体交换能力和效率下降，而进一步加重缺氧症状。

3. 全身运动耐力下降　冠心病和缺乏运动均导致机体吸氧能力减退、肌肉萎缩和氧化代谢能力降低，从而限制了全身运动耐力。

4. 代谢功能障碍　冠心病患者运动的减少，导致胰岛素抵抗、高胰岛素血症，进而造成机体代谢发生障碍，出现血脂及血糖代谢异常，表现为高胆固醇和高三酰甘油血症，高密度脂蛋白胆固醇降低。

5. 行为障碍　由于冠心病患者经常出现心绞痛，并且随时有出现心肌梗死的可能性，给患者造成了极大的心理压力和精神负担，患者多有紧张、焦虑、忧郁和压抑的心理。

三、康复护理目标

1. 通过适当活动，恢复或消除绝对卧床对患者所带来的不利影响，逐步恢复其一般 ADL 能力。

2. 通过呼吸训练（主要指腹式呼吸），改善肺的通气功能，增强肺活量，减少残气量，满足机体需氧量。

3. 改善心理状态。

四、康复护理措施

（一）临床分期

根据冠心病康复治疗的特征，国际上将其分为 3 期。

Ⅰ期：指急性心肌梗死或急性冠状动脉综合征住院期的康复，冠状动脉分流术或经皮穿刺冠状动脉内成形术后早期康复也属于此列。发达国家此期已经缩短到 3～7 天。

Ⅱ期：指患者出院开始，至病情稳定性完全建立为止。时间为 5～6 周。

Ⅲ期：指病情处于较长期的稳定状态，包括陈旧性心肌梗死、稳定性心绞痛及隐性冠心病。康复程序一般为 2～3 个月，自我锻炼应该持续终生。有人将终生维持的锻炼列为第Ⅳ期。

1. 适应证

Ⅰ期：患者生命体征稳定，无明显心绞痛，安静心率<110次/min，无心力衰竭、严重心律失常和心源性休克，血压基本正常，体温正常。

Ⅱ期：与Ⅰ期相似，患者病情稳定，运动能力达到3代谢当量（METs）以上，家庭活动时无显著症状和体征。

Ⅲ期：临床病情稳定者，包括陈旧性心肌梗死、稳定型劳力性心绞痛、隐性冠心病、冠状动脉分流术和腔内成形术后、安装起搏器后。过去被列为禁忌证的一些情况，如病情稳定的心功能减退、室壁瘤等现在也被逐步列入适应证的范畴。

2. 禁忌证　凡是康复训练过程中可诱发临床病情恶化的情况都列为禁忌证，包括原发病临床病情不稳定或合并新的临床病症。

（二）康复护理措施

1. Ⅰ、Ⅱ期康复　主要是通过适当活动，以减少或消除绝对卧床休息所带来的不利影响。逐步恢复一般ADL能力，包括上、下肢被动、主动运动，坐椅子，床边、室内步行，床上或床边个人卫生活动，轻度家务劳动、娱乐活动等。运动能力达到Ⅰ期康复为2～3 METs，Ⅱ期康复为4～6 METs。

（1）活动：一般从床上的肢体活动开始，先活动远端肢体的小关节。但要避免举重、攀高、挖掘等剧烈活动，避免各种比赛以及竞技性活动，避免长时间活动。

（2）呼吸训练：腹式呼吸的要点是在吸气时腹部隆起，让膈肌尽量下降；呼气时腹部收缩，把肺内气体尽量排出。

（3）坐位训练：开始时可将床头抬高，把枕头或被子放在背后，让患者逐步过渡到无依托独立坐。

（4）步行训练：从床边站立开始，先克服直立性低血压。在站立无问题之后，开始床边步行（1.5～2.0 METs）。要避免高强度运动，如患者自己手举输液瓶上厕所。此类活动使心脏负荷增加很大，常是诱发意外的原因。

（5）排便：患者大便务必保持通畅。在床边放置简易的坐便器，让患者坐位大便，其心脏负荷和能量消耗均小于卧床大便（3.6 METs），也比较容易排便。禁忌蹲位大便或在大便时过分用力。如果出现便秘，应该使用通便剂。

（6）上下楼：可以缓慢上下楼，自己洗澡，但要避免过热、过冷的环境和洗澡水；可以做一些家务劳动及外出购物，但要循序渐进，逐步提高。活动强度为40%～50%HRmax。

（7）娱乐：可以进行有轻微体力活动的娱乐，如室内外散步、医疗体操（如降压舒心操、太极拳等）、气功（以静功为主）、园艺活动等。

（8）康复方案调整与监护：如果患者在训练过程中没有不良反应，运动或活动时心率增加<10次/min，次日训练可以进入下一阶段。运动中心率增加在20次/min左右，则需要继续同一级别的运动。心率增加>20次/min，或出现任何不良反应，则应该退回到前一阶段运动，甚至暂时停止运动训练。

（9）出院：一般患者主张3～5天出院，但要确保患者可连续步行200 m无症状和无心电图异常。出院后每周需要门诊随访1次。

2. Ⅲ期康复　巩固Ⅰ、Ⅱ期康复成果，控制危险因素，改善或提高体力活动能力和心血管功能，以恢复发病前的生活和工作。

（1）基本原则：① 个体化，因人而异地制定康复方案。② 循序渐进，遵循学习适应和训练适应机制。③ 持之以恒，训练效应是量变到质变的过程，训练效果的维持同样需要长期锻炼。④ 兴趣性，兴趣可以提高患者参与并坚持康复治疗的主动性和顺应性。⑤ 全面性，冠心病患者往往合并有其他脏器疾病和功能障碍，同时患者也常有心理障碍和工作/娱乐、家庭/社会等诸多方面的问题，因此，冠心病的康复绝不仅仅是心血管系统的问题。对患者要从整体看待，进行全面康复。

（2）康复训练与护理：① 有氧运动，通常为低、中等强度且持续较长的耐力运动，运动形式常为肢体大肌群参与，且具有节律性、反复重复性质的运动，如步行、登山、游泳、骑车、中国传统形式的拳操等。② 运动方式，分为间断性和连续性运动。间断性运动的优点是可以获得较强的运动刺激，同时时间较短，不至于引起不可逆的病理性改变；其主要缺点是需要不断调节运动强度，操作比较麻烦。连续性运动的主要优点是简便，患者相对比较容易适应。③ 运动量，合理的每周总运动量为 2 930～8 372 J（700～2 000 cal）（相当于步行 10～32 km）。运动量＜2 930 J/周，则只能维持身体的活动水平，而不能提高运动能力。运动量＞8 372 J/周则不增加训练效应。运动总量无明显的性别差异。运动量的基本要素为——强度、时间和频率。④ 训练实施，每次训练都必须包括准备活动、训练活动和结束活动。⑤ 性功能障碍及康复，Ⅲ期康复应该将恢复性生活作为目标（除非患者没有需求）。

五、预后及康复教育

冠心病的预后主要取决于病情严重和稳定程度，即心肌缺血的程度和范围越严重，发作越频繁，其发生梗死和死亡的可能性越大。针对冠心病的多种危险因素，向人群进行广泛的宣传教育，以控制或减少冠心病的危险因素。提高人群的自我保健意识，减少或防止冠心病的发生。

1. 一般的宣教　① 注意休息，劳逸结合，生活规律。② 注意保持居室空气清新，每天开窗 2 次，每次 30 min 以上。③ 注意自我保护，尽量不去人口密集的区域，如超市、车站、影剧院等人们聚集的地方。④ 保持大便通畅，避免用力排便。

2. 控制高血压　高血压、高胆固醇血症和吸烟被公认为是冠心病最主要的三大危险因素，糖尿病、肥胖、运动量不足等，也被认为是易患因素。在人群中积极监测、发现并积极治疗高血压，是预防冠心病的重要环节。

3. 改变膳食习惯　合理安排膳食，调整饮食结构，避免进食过多酸、辛、刺激性食物；勿食或少食脂肪、胆固醇含量高的食物；戒烟、限酒；多吃水果和蔬菜，增加大豆及豆类制品的摄入量；低盐饮食，少吃甜食，避免身体超重和肥胖。

4. 合理运动　有规律地适量运动能有效地减少冠心病的发生率。运动方式及运动量选择以适合自身状况为宜，如散步、登山、骑自行车、游泳、慢跑、爬楼梯等有氧运动。

5. 消除紧张心理　冠心病的发生或加重与人的性格和心理有着十分密切的关

系。A 型性格的人冠心病发生率较高。心理因素也是引发冠心病心绞痛、急性心肌梗死和猝死的常见原因。因此，要消除患者的紧张情绪及减轻其工作压力，使其学会自我心理调整。

【知识链接】

“冠心病”的由来和形成

16 世纪，一位古埃及专家在其父亲病逝以后，大胆地作了一次尸体解剖研究。他发现，在其父亲的动脉血管壁上有一堆堆黄颜色的东西，像日常喝的麦片粥，他便给这些物质取名粥样。而更让他惊异不已的是，这些东西触摸起来却像骨头一样硬，于是再取名骨化。几经周折，人类终于对自身疾病有了新发现——动脉粥样硬化。

第二节　慢性阻塞性肺疾病患者的康复护理

学习目标

1. 掌握 COPD 患者的康复评定内容。
2. 掌握 COPD 患者的康复治疗护理措施。
3. 熟悉 COPD 患者的康复教育内容。

典型案例

田某，男，82 岁，因反复咳嗽、咳痰 40 年，加重伴气促 5 天入院。急查血气：pH 7.31，PaO_2 60 mmHg，$PaCO_2$ 54.2 mmHg。11 天后气促加重，予无创通气及平喘、消炎等治疗，病情逐渐稳定。20 余日后气促明显缓解，血气检查：pH 7.44，PaO_2 78 mmHg，$PaCO_2$ 47 mmHg。

请问：1. 试给出该患者的康复评定。

2. 如何指导患者进行呼吸训练？

一、概述

慢性阻塞性肺疾病（chronic obstructive pulmonary disease，COPD）简称慢阻肺，主要特征是慢性气流阻塞，并呈进行性发展。COPD 反复发作，病情不断发展，最终可导致肺源性心脏病。慢性支气管炎和阻塞性肺气肿是导致 COPD 的最常见的疾病，二者可单独存在，但是 85%左右的病例是二者合并存在。

二、康复评定

COPD 的康复评定要从以下 3 个方面进行，即主要功能障碍、肺功能测定、ADL

能力评定。

1. 主要功能障碍

(1) 有效呼吸减弱:COPD造成呼吸道阻力增加以及肺的顺应性降低,导致肺的通气和换气功能下降,使机体处于缺氧状态。因此,有劳累性气促、气短、咳嗽、咳痰、呼吸困难等症状。

(2) 呼吸型态改变:肺气肿导致肺组织过度充气,弹性降低,使膈肌下降,活动受限,患者安静时,需要肋间肌参与呼吸运动,尤其慢性支气管炎急性发作时,常常使辅助呼吸肌参与呼吸活动,而增加了机体耗氧量。

(3) 活动能力减弱:由于缺氧造成机体活动无力,活动后出现气促、气短,造成患者的恐惧心理而会减少活动量,使呼吸和循环系统对机体运动的适应能力下降,出现失用性肌力和运动耐力皆下降。

(4) 心理改变:COPD的病史往往很长,有几年甚至几十年,病情迁延不愈,反复发作,易造成患者出现恐惧、沮丧、疑虑、悲观等种种心理反应。

2. 肺功能测定　通过简单的检查可粗略估计肺功能异常的严重程度或诊断肺部疾病的类型。检查时需得到患者的充分配合。因为呼吸功能可受许多因素的影响,所以在检查时必须重复多次进行,取其比较恒定的值。检查内容包括肺容量、通气速度,特别是小气道的通气功能。常采用的测定指标包括肺活量、时间肺活量、最大通气量、残气量以及血气分析(即 PaO_2、$PaCO_2$)等。

3. ADL能力评定　ADL能力分为6级。0级:虽存在有不同程度的呼吸功能减退,但活动如常人。对ADL能力无影响,即与常人一样,亦不会过早出现气短、气促。1级:休息时无症状,一般的体力活动会出现气短。2级:安静时无症状,平地步行也不出现症状,快速步行、上下楼时会出现气短。3级:平地步行百余米就出现气短。4级:轻微活动(如说话、穿衣服)即出现气短。5级:不能活动,即便是安静时也会出现气短,不能平卧。

三、康复护理目标

1. 通过正常的呼吸训练改善肺的通气功能,增强肺活量,减少残气量,满足机体需氧量。

2. 支持和改善心肺功能,预防和治疗呼吸系统感染以及肺部的并发症。

3. 通过呼吸训练和适当的体力活动,建立适应患者本身的日常生活所需要的体力和呼吸能力。

4. 改善心理状态。

四、康复护理措施

1. 呼吸训练

(1) 腹式呼吸训练(膈肌训练):膈肌在通气中起到重要作用。横膈上下活动1 cm,可增加250 ml的通气量,正常呼吸时,膈肌所起的作用占2/3。肺气肿后,肿大的肺泡使胸廓扩张、膈肌下压,并使膈肌的活动范围受限,而转用胸式呼吸。因此,要训

练患者恢复腹式呼吸。

方法如下：① 放松训练：首先向患者解释和示范如何放松，如抬肩（耸肩）或收缩胸肌，然后再放松，进一步全身放松，消除紧张情绪。② 腹肌训练：呼气时要使腹部下陷；吸气时要鼓腹，不要在吸气时收缩腹肌。常采用暗示法，即以一手按在上腹部，呼气时腹部下沉，此时该手再稍稍加压用力，以使腹压进一步增高，迫使膈肌上抬；吸气时，上腹部对抗该手的压力，将腹部徐徐隆起，该压力既可吸引患者的注意力，又可诱导呼吸的方向和部位。

（2）缩唇呼气法：也称“吹笛状”呼气法，即在呼气时将嘴唇缩紧呈吹口哨状，使气体缓慢地通过缩窄的嘴唇徐徐吹出。

2. 促进排痰　胸部叩击，利用机械性振荡使气道分泌物自气道壁脱落，促进痰液的排出。

3. 呼吸体操　在熟练掌握腹式呼吸方法的基础上，做扩胸、弯腰、下蹲、伸展四肢等运动。本方法可用于患者康复治疗早期体力过弱时或与其他运动方法交叉进行。

4. 耐力训练　又称有氧训练法，运动项目有行走、健身跑、自行车、游泳和划船等。训练通常先从平地行走开始，根据患者的反应，以及医生规定和同意的运动强度及方式进行。跑步时要求足跟先着地，为减少足跟对人体的震荡，除宜加厚鞋垫或穿合适的球鞋外，着地时膝关节宜稍屈曲，身体要正，跑步中两上臂宜放松做前后摆动和左右摆动，切忌紧握拳头。训练方法可选用慢间歇跑。

5. 有效咳嗽训练　COPD 患者由于咳嗽减弱，容易导致痰液排出不畅，增加反复感染的机会。因此，应教会患者正确的有效咳嗽方法，促进呼吸道分泌物的排出。

6. 作业疗法　COPD 患者通过作业疗法可增强 ADL 能力，具体的项目和强度应根据患者呼吸困难的程度来决定。主要包括 ADL，如洗漱、穿衣、吃饭、如厕、洗澡等；功能训练，如写字、打字等；娱乐消遣性训练，如下象棋、绘画、弹琴等。

五、预后及康复教育

1. 一般的宣传教育　① 注意休息，劳逸结合，生活规律。② 注意保持居室空气清新，每天开窗 2 次，每次 30 min 以上。③ 注意自我保护，尽量不去人口密集的区域，如超市、车站、影剧院等人们聚集的地方。④ 保持大便通畅，避免用力排便。

2. 戒烟　吸烟是公认的导致 COPD 的重要因素之一。鼓励 COPD 患者戒烟，任何阶段戒烟均可改善肺功能，延缓疾病的发展和恶化，提高患者的生活质量。

3. 控制感染　感染与慢性支气管炎的发作密切相关，也与肺气肿的发生有关。受凉常常是引起感染的诱因，加强体质锻炼，增强机体的抵抗力，对 COPD 的预防有非常重要的作用。

4. 合理使用氧气　指导患者及家属正确使用氧气疗法。COPD 患者应给予低流

量、低浓度、持续性吸氧，氧流量为 1～2 L/min，浓度在 25%～29%，维持氧分压在 60 mmHg 以上，每日吸氧在 15～20 h 以上。应注意在进食、如厕、活动时不宜中断吸氧，同时使用过程中防火、防爆。

5. 饮食指导　根据患者的饮食习惯给予低盐、高蛋白质、高维生素、高热量饮食，增强机体抵抗力，促进疾病恢复。避免油腻、辛辣刺激、生冷食物，以膳食补充营养为主，选用易消化的食物，少量多餐，以减轻心肺负担。

【知识链接】

COPD 低流量、低浓度吸氧的原因

慢性呼吸衰竭失代偿者缺氧伴二氧化碳潴留是通气不足的后果，由于高碳酸血症的慢性呼吸衰竭患者，其呼吸中枢化学感受器对二氧化碳反应性差，呼吸的维持主要靠低氧血症对颈动脉体、主动脉体的化学感受器的驱动作用。如果吸入高浓度的氧，则氧分压迅速升高，使外周化学感受器失去低氧血症的刺激，患者的呼吸变浅、变慢，其二氧化碳分压随之上升。如果情况严重，则陷入二氧化碳麻醉状态，而这种神志改变往往与二氧化碳分压上升的速度有关。

吸入高浓度的氧会解除低氧性肺血管收缩，使高肺泡通气与血流比的肺单位中的血流向低血流比肺单位，加重通气与血流比的失调，引起生理死腔与潮气量之比的增加，从而使肺泡通气量减少，二氧化碳分压进一步升高。

根据血红蛋白氧离曲线的特性，在严重缺氧时，氧分压与血氧饱和度的关系处于氧离曲线的陡直段，氧分压稍升高，血氧饱和度便有较多的增加，但仍有缺氧，依然能够刺激化学感受器，使之减少对通气的影响。

第三节　糖尿病患者的康复护理

学习目标

1. 掌握糖尿病患者的康复评定内容
2. 掌握糖尿病患者的康复治疗护理措施
3. 熟悉糖尿病患者的康复教育内容

典型案例

赵某，女，68 岁，身高 156 cm，体重 65 kg，因多饮、多食伴皮肤瘙痒 6 个月，体重减轻 4 kg，来院就诊。询问得知其父亲有糖尿病病史。查空腹血糖 10.5 mmol/L，餐后 2 h 血糖 14.3 mmol/L，糖化血红蛋白 7.1%，肾功能、血脂正常，眼底检查正常，诊断

为 2 型糖尿病。

请问:1. 该患者康复评定的主要内容是什么?

2. 如何制订该患者的康复护理计划?

3. 如何对该患者进行康复教育?

一、概述

糖尿病(diabetes mellitus,DM)是一组由遗传和环境因素互相作用造成的以血糖升高为主要特征的慢性代谢性疾病。2008 年中国糖尿病流行病学调查显示,我国 20 岁以上人群糖尿病的发病率为 9.7%,每年新增 120 多万糖尿病患者,已成为全球糖尿病患病人数最多的国家之一。糖尿病分为 4 种类型:1 型糖尿病、2 型糖尿病、其他类型糖尿病和妊娠期糖尿病,其中以 1 型、2 型糖尿病多见。

糖尿病的主要临床表现为"三多一少"症状,即多饮、多食、多尿和消瘦,1 型糖尿病患者的症状较典型。糖尿病的急性并发症有糖尿病酮症酸中毒、非酮症高渗性昏迷、低血糖发作;慢性并发症有心脑血管、神经、眼、肾、足等慢性病变,增加了患者脑卒中、冠心病、失明、肾衰竭、截肢的风险,并成为糖尿病患者致残、致死的主要原因。

糖尿病患者的康复需采用饮食、运动、药物、血糖监测、健康教育等综合方式进行,以达到控制血糖、减少并发症、提高生活质量的目的。

二、康复评定

糖尿病的康复评定主要有以下几个方面。

1. 糖尿病诊断标准　一般采用 WHO 对糖尿病的诊断标准:有糖尿病症状者(即"三多一少"症状),随机血糖≥11.1 mmol/L(200 mg/dl),或空腹血糖(FPG)≥7.0 mmol/L(126 mg/dl),或口服糖耐量试验(OGTT)餐后 2 h 血糖≥11.1 mmol/L(200 mg/dl)。糖尿病症状不典型者需另选一天再次测定。

2. 一般状况评估　对糖尿病患者进行一般状况评估有利于个体化康复计划的制订。评估内容包括:年龄、性别、职业、身高、体重、营养状况、饮食习惯、生活方式、饮酒吸烟史、脏器功能、用药情况等。

3. 糖尿病控制状况评定　糖尿病控制状况可参照糖尿病控制目标,见表 7-3-1

表 7-3-1　糖尿病控制目标

项目	理想	良好	差
血浆葡萄糖			
空腹(mmol/L)	4.4～6.1	≤7.0	>7.0
餐后 2 h(mmol/L)	4.4～8.0	≤10.0	>10.0
糖化血红蛋白(%)	<6.5	6.5～7.5	>7.5
血压(mmHg)	<130/80	130/80～140/90	>140/90

续表

项目	理想	良好	差
体重指数(BMI)(kg/m^2)	男<25 女<24	男<27 女<26	男≥27 女≥26
血脂			
总胆固醇(mmol/L)	<4.5	≥4.5	≥6.0
HDLC(mmol/L)	>1.1	1.1～0.9	<0.9
三酰甘油(mmol/L)	<1.5	<2.2	≥2.2
LDLC(mmol/L)	<2.5	2.5～4.0	>4.0

4. 糖尿病慢性并发症的评定　对糖尿病患者需定期检查眼底、心脑血管功能、肾功能、肢体功能等，以了解糖尿病慢性并发症情况。

三、康复护理目标

1. 控制血糖，使其降至或接近正常水平并保持稳定。

2. 减少糖尿病代谢紊乱引起的急、慢性并发症，减少致残、致死率，提高生活质量。

3. 保证糖尿病特殊人群，如青少年、妊娠期妇女的营养需求。

4. 通过康复指导，使糖尿病患者掌握康复的相关知识和技能。

5. 指导糖尿病患者调整心态，使其能以平和的心态接受疾病并积极配合康复治疗。

四、康复护理措施

1. 饮食疗法　是糖尿病康复治疗的最基本方法。

(1) 控制每日总热量：每日总热量的摄入以维持标准体重为原则，根据患者的标准体重和工作性质估计每日所需热量，控制患者达到标准体重。成年人安静休息时每日每千克标准体重给予热量 84～126 kJ(20～30 kcal)，轻体力劳动者 126～147 kJ(30～35 kcal)，中度体力劳动者 147～167 kJ(35～40 kcal)，重度体力劳动者 167 kJ(40 kcal)以上。对于肥胖者应严格限制热量摄入，消瘦者可适当放宽。此外，对于特殊人群，如青少年、妊娠哺乳期妇女、老年人等按需增减。

(2) 饮食结构比例：计算出每日所需的总热量后，进一步计算食物中糖、脂肪和蛋白质的比例，蛋白质每日每千克体重 0.8～1.2 g，约占总热量的 15%；脂肪每日每千克体重 0.6～1.0 g，不超过总热量的 30%；其余为糖类，占每日总热量的 55%～65%。其中，糖类应以复合糖类为主，尤其是高纤维食物，如麦麸、南瓜、玉米、豆类、芹菜、黄瓜、西红柿等；脂肪应以不饱和脂肪酸(植物性脂肪)为主。

(3) 热量分配：可将总热量按三餐分配为 1/5，2/5，3/3 或 1/3，1/3，1/3，亦可分为 1/7，2/7，2/7，2/7 四餐。在计算时应充分考虑患者的心理特点、经济条件、个人饮食习惯、活动量等因素，给予个体化定制，少量多餐，规律进食，少吃零食，同时需监测患者的血糖以便进行饮食及药物调整。

2. 运动疗法　糖尿病患者多采用有氧运动，这也是治疗糖尿病的基本康复治疗方法。运动疗法可调节患者情绪、减轻体重、增加胰岛素的敏感性、改善心肺功能、促进全身代谢、预防或延缓糖尿病并发症的发生，减少、减轻本病的致残率和致死率，提高患者的生活质量。大部分轻、中度 2 型糖尿病患者，尤其是肥胖者，以及 1 型糖尿病稳定期患者均适用运动疗法。重症糖尿病及有严重急慢性并发症是运动疗法的禁忌证。应根据患者的工作、生活习惯、个体差异及病情，个体化制订运动处方，具体方法可参照第三章第一节。

3. 药物治疗的护理　糖尿病的药物治疗主要为口服降糖药物和胰岛素治疗。指导患者合理用药，注意药物的不良反应。尤其对于使用胰岛素的患者，应教会其正确的胰岛素给药方法及剂量，并监测血糖变化，及时调整胰岛素用量。

4. 糖尿病足的防治　糖尿病足是糖尿病中晚期常见的并发症。患者早期可出现足部疼痛、间歇性跛行等症状，到晚期则可进一步发展为足部溃疡、继发感染，甚至坏疽，需进行截肢。对糖尿病足的康复护理重点除控制血糖外，还需加强自我护理。

(1) 减轻足部压力：选择平整、合脚、舒适、柔软、透气的鞋袜，避免对足部产生压迫。

(2) 保持足部清洁干燥：应每天用 37℃左右的清水清洗足部并用柔软毛巾擦干，尤其应注意足趾间的清洁干燥。

(3) 保护足部皮肤：每天应仔细检查足部皮肤，对于干燥的皮肤应涂润肤霜；在修剪趾甲和胼胝时应小心仔细避免损伤；不能赤脚走路；禁用刺激性及腐蚀性药物；一旦发现皮肤破损应立即就医。

(4) 改善足部循环：注意足部保暖；每天可进行下肢伸直抬高，踝关节及足趾关节的屈伸活动，但禁忌长时间行走或跑步；烟酒可引起血管收缩，需戒烟酒。

5. 糖尿病监测指导　指导患者采用试纸或简易仪器进行尿糖、血糖、尿酮体的自我监测。并告诉患者需定期至医院进行糖化血红蛋白、眼底、肾功能、心脑血管等检查，以了解血糖及慢性并发症的变化。

6. 心理护理　糖尿病是一种慢性、终身性疾病，患者易出现焦虑、紧张、沮丧、易激动等负面情绪，不利于疾病的康复。因此，要通过耐心仔细的沟通，让患者了解疾病的病因、发生、发展、治疗及预后，使其正确认识疾病，消除不良情绪，以积极乐观的态度面对疾病并进行康复治疗。

五、预后及康复教育

1. 糖尿病知识宣传教育　使患者及家属了解糖尿病的基本知识，尤其是糖尿病慢性并发症的危害，使其以积极心态配合康复治疗的实施。同时，要宣传饮食控制和运动治疗的目的及重要性，使患者达到理想的体重，以延缓或减轻糖尿病慢性并发症的发生和发展。

2. 饮食指导　教会患者进行饮食的热量计算及安排，制订出适合患者的食谱。

3. 运动训练指导　告知患者运动疗法的实施方式和注意事项，并根据患者的具体情况，指导其选择合适的运动方式，循序渐进地锻炼。

4. 糖尿病监测指导　教会患者自我观察和记录病情，包括血糖仪的使用，血糖、饮食、用药及相关实验室检查的记录，按时就诊，并带好记录资料。

5. 指导患者正确用药　指导患者合理用药，对使用胰岛素的患者应教会其正确的使用方法。

6. 预防低血糖　告知患者低血糖的诱因和临床表现，使其掌握预防和自救的方法。

7. 指导个人卫生习惯及生活方式　糖尿病患者免疫能力降低，需保持全身和局部的清洁，以减少感染的机会；劝患者戒烟戒酒；指导患者以平和的心态面对生活和工作中的各种问题。

【知识链接】

临床常用的胰岛素给药方式

1. 静脉输注法　适用于糖尿病酮症酸中毒、非酮症高渗性昏迷、严重感染及需要手术的患者，一般选用速效胰岛素滴注。其优点为用药简单、安全、有效，使用时应避免与其他药物混用，单独采用一条通路。

2. 皮下注射　是常用的胰岛素给药法，可选择腹部、上臂、大腿外侧和臀部，不同部位注射吸收效果不同。如果长期在同一部位注射易导致局部肿胀、硬结，从而影响胰岛素的吸收，因此，需选用不同的注射点注射。胰岛素笔具有注射剂量准确、操作简便、基本无痛、携带方便等优点，非常适合患者在家使用，目前在临床上得到了广泛应用。胰岛素泵是目前糖尿病强化治疗的最佳手段，胰岛素泵可通过埋入患者皮下的导管，将胰岛素输注到患者体内，它模仿了正常胰岛素分泌的模式，24 h 持续输注微量胰岛素，在餐前按需输注负荷量，达到控制血糖的目的。

3. 肌内注射　肌内注射胰岛素吸收快，适用于皮下注射吸收不良者，胰岛素用量已经很大但血糖仍不能控制、轻度酮症酸中毒又无条件静脉输注胰岛素的患者。

第四节　恶性肿瘤患者的康复护理

学习目标

1. 掌握恶性肿瘤患者的康复评定内容。
2. 掌握恶性肿瘤患者的康复治疗护理措施。
3. 熟悉恶性肿瘤患者的康复教育内容。

典型案例

刘某，女，58岁，无意中发觉右乳有一肿块来院就诊。体格检查：于右乳外上象限触及一大小约为1.5 cm×2.5 cm的肿块，质硬，边界不清，活动度尚可，压痛不明显。右侧腋窝触及3枚散在肿大的淋巴结，大小均为1 cm×1 cm，表面光滑，边界清，质中，活动度可，无压痛。乳房钼靶摄片提示右乳恶性肿瘤。患者对所患疾病非常恐惧，对即将要做的手术及其他治疗相当担忧，也害怕手术后身体外观会发生巨大改变。

请问：1. 该患者术后主要的功能障碍有哪些？

2. 如何制订患者术后的康复治疗护理计划？

一、概述

恶性肿瘤是一类严重威胁人类生命和影响生活质量的疾病，具有发病率高、死亡率高、致残率高的特点。统计数据显示，2007年恶性肿瘤是我国城市居民的首位死因，死亡率达94.40/10万。随着医疗技术水平的不断发展，恶性肿瘤患者的生存期在不断延长，其康复需求也不断增加。恶性肿瘤患者的康复需要通过医患双方的共同努力，采取综合治疗的方法，以改善患者的心理、生理功能，延长生存期，提高生活质量，使之能最大限度地回归家庭和社会。

二、康复评定

恶性肿瘤的康复评定主要从以下几个方面进行。

1. 主要功能障碍　恶性肿瘤引起的功能障碍主要分为两类，即肿瘤本身所致的障碍及由治疗引起的功能障碍。

(1) 肿瘤本身所致的功能障碍：肿瘤破坏机体组织可引起相应脏器的功能障碍，如骨肿瘤破坏骨关节组织，造成肢体活动功能障碍；肺部恶性肿瘤破坏肺组织，造成呼吸功能障碍等。此外，癌性疼痛也可造成躯体活动功能障碍，恶性肿瘤高消耗造成贫血、恶病质，长期卧床造成肌肉萎缩无力、关节挛缩等，均可导致躯体功能障碍。

(2) 治疗所致的功能障碍：恶性肿瘤需采用手术、放射治疗、化学治疗等综合方式治疗，而手术及放射、化学治疗对机体正常组织均会造成损伤。如乳腺癌根治术后，患侧肩关节活动功能障碍；喉癌行喉全切术后，丧失了发声功能；肺癌行肺叶切除术后，呼吸功能障碍；放射、化学治疗会造成骨髓造血功能抑制等。

2. 癌性疼痛评定　对癌性疼痛进行全面的评估，需了解肿瘤病史和疼痛的部位、程度、性质、发生和持续时间，对生存质量的影响及用药史等，可根据患者应用镇痛药的情况将癌性疼痛分为5级(表7-4-1)。

表 7-4-1 癌性疼痛评定标准

级别	应用镇痛药情况
0 级	不痛
1 级	需非麻醉性镇痛药
2 级	需口服麻醉药
3 级	需口服与(或)肌内注射麻醉药
4 级	需静脉注射麻醉药

3. 营养状况的评定　患者的营养状态会直接影响到肿瘤的治疗及发展。对营养状况进行评定，需了解患者有无贫血、水肿，测量患者的身高、体重、肱三头肌皮褶厚度，测定血浆蛋白等营养指标。

4. ADL 评定　参见第二章第一节相关内容。

5. 心理-社会评估　要评估患者及其家属在诊治过程中出现的心理变化及对待疾病的态度，此外，还需评定患者工作单位及社会支持系统的相关情况。

三、康复护理目标

1. 预防或改善由恶性肿瘤及治疗引起的各种功能障碍。
2. 减轻癌性疼痛，提高患者的舒适度。
3. 改善患者的心理状态，使其树立起战胜疾病的信心。
4. 改善患者 ADL 能力，提高其生活质量，促使其回归家庭和社会。

四、康复护理措施

恶性肿瘤的康复应贯穿于疾病治疗和发展的全过程，主要目的是提高患者的生存率，减轻其痛苦，改善生活质量，促进其回归家庭和社会。

1. 心理康复护理　恶性肿瘤患者的心理应激反应往往较为强烈。因此，护理人员要充分了解患者的心理问题，针对患者存在的震惊、焦虑、恐惧、抑郁、沮丧、悲观等心理问题，采用积极的心理干预措施，消除患者的心理障碍，提高其康复的信心，使其积极配合治疗和护理计划。应向患者及家属讲解与肿瘤的发生发展及治疗有关的知识，指导患者正确应对由肿瘤及相应治疗所带来的各种不适，采用多种形式组织患者互相交流鼓励，进行群体康复。对于临终患者，应尽力减轻其生理上的痛苦，将其安置于舒适的环境中，尊重患者，做好临终关怀。

2. 癌性疼痛的康复　疼痛是影响恶性肿瘤患者生活质量的重要因素，应积极有效地使用药物等综合康复治疗控制或改善疼痛。目前对于癌性疼痛的用药一般遵循 WHO 推荐的"癌痛三级阶梯治疗方案"，并按时、按阶梯、个体化给药，此外，还可根据患者的具体情况选用神经阻滞疗法、物理疗法、中医治疗等。

3. 营养支持　营养支持是恶性肿瘤康复的重要部分。恶性肿瘤患者常因食欲减退、肿瘤消耗、治疗等因素而导致营养不良，从而降低了患者的免疫力和耐受力，不利于疾病的康复。要根据患者的口味及治疗特点，制订个性化的食谱，保证患者有足够的热量、蛋白质、维生素摄入。

4. 术后功能障碍的康复护理　恶性肿瘤患者经手术、放射和化学治疗后，可造成器官和肢体功能障碍，要根据患者的具体情况，为其制订个性化的康复功能训练计划，并可根据需要配备相应的康复器具及用品，如轮椅、假肢、助行器、人工喉、义乳等。

(1) 肺癌患者的康复护理：肺癌又称为原发性支气管肺癌，吸烟、大气污染、接触致癌物质(如石棉、砷、电离辐射)等为肺癌的危险因子。肺癌早期有刺激性干咳和痰中带血等症状，晚期可出现呼吸困难、声音嘶哑及转移症状，已成为临床发病率高、死亡率高的恶性肿瘤之一。术后除加强营养及鼓励患者进行恰当的运动疗法外，重点在于改善呼吸功能，包括术后摆放正确体位以免影响呼吸功能，指导患者进行有效的咳嗽排痰，并鼓励患者循序渐进地进行呼吸功能训练(参见本章第三节相关内容)。

(2) 乳腺癌患者的康复护理：乳腺癌已成为女性发病率最高的恶性肿瘤，乳腺癌的发病与雌激素水平、遗传、电离辐射、肥胖等因素有关。早期表现为乳房无痛性肿块，中晚期可出现酒窝征、橘皮样变及肿瘤的破溃感染，常伴腋窝淋巴结转移。乳腺癌手术治疗往往会影响女性患者的体型，并造成患侧上肢的功能障碍及水肿。应注重患者的心理护理及术后患侧上肢的功能锻炼。术后患肢制动 3 天，此阶段可进行手部功能锻炼，如伸指、握拳、腕关节的活动；术后 3～4 天(负压吸引拔除后)，可进行肘部屈伸活动；术后 5～8 天(胸带松解后)，可练习用患侧的手摸同侧耳郭及对侧肩部；术后 9～13 天，患者可抬高患侧上肢，做手指爬墙运动，直至肩部抬高至 90°；术后 2 周，可指导患者进行肩关节活动，让患者将双手置于颈后，由低头位逐渐到抬头挺胸位，也可指导患者用双手扪及头顶，进而练习手越过头顶摸到对侧耳部。出院后，让患者继续患侧上肢功能锻炼，做肩部各个方向的活动，如划圈运动、拉伸运动等，并可适当进行家务劳动，但应避免患侧上肢进行体力劳动，更不能提取重物、下甩患肢。

(3) 喉癌患者的康复护理：喉癌是颈部常见的恶性肿瘤，其发生与吸烟、饮酒、大气污染、人乳头瘤病毒感染有一定的相关性。患者可出现声音嘶哑、咳嗽、呼吸困难、吞咽困难等临床表现。相对其他恶性肿瘤而言，喉癌的治疗效果和预后较好，但手术治疗往往会造成患者发声功能丧失、外形改变等功能障碍。喉全切的患者应指导其学会颈部气管造瘘口的护理，注意保护造瘘口。此外，喉癌术后患者应进行语音康复，喉部分切除术后可通过康复训练恢复发声功能(参见第三章第三节相关内容)，喉全切者可通过咽食管发音或借助电子喉或手术的方式使患者重新恢复发声功能，此外，还应注重患者的饮食指导、心理护理等康复措施。

五、预后及康复教育

1. 告知患者肿瘤疾病的相关知识，手术及放射、化学治疗的相关知识，使患者对疾病及治疗有正确的认识，能积极配合医疗护理计划。

2. 指导患者加强营养支持，保持均衡饮食，摄入高热量、高蛋白质、纤维含量高的食物，多吃新鲜蔬菜水果。

3. 早期指导并鼓励患者进行适量、适时的功能锻炼，以减少或预防功能障碍的发生，提高生活质量。

4. 根据患者具体情况指导其正确的自我照顾方法，以尽早适应身体功能的改变。如指导乳腺癌患者术后患肢功能锻炼的方法，肺癌患者术后呼吸训练的方法、喉癌患者术后气管造瘘口的护理方法等，使其尽早回归家庭和社会。

5. 指导患者及其家属改善不良情绪的方法，尊重患者，可介绍患者与其他病友交流，使其树立起战胜疾病的信心。

【知识链接】

恶性肿瘤的十大危险信号

恶性肿瘤的早期发现、早期诊断、早期治疗称为“三早”，可大大改善预后。根据我国的国情，出现以下可疑征兆需及时至医院就诊。

1. 颈部、乳腺、腋窝、皮肤或身体任何部位发现无痛且有逐渐增大趋势的肿块。

2. 痣或疣等病变在短时间内发生增大、糜烂等改变。

3. 持续性的消化不良，尤其伴有短时间内体重减轻和黑便者。

4. 吞咽不适，胸骨后有刺痛不适或哽咽感，尤其有进行性吞咽功能障碍者。

5. 鼻塞、流鼻血、耳鸣、听力减退，伴头晕、头痛或颈部肿块者，需警惕鼻咽癌的可能。

6. 不规则的阴道流血，如月经周期外的流血、接触性出血及劳累后出血等，需警惕宫颈癌。

7. 持续性干咳、痰中带血、声音嘶哑，应警惕肺癌。

8. 大、小便习惯改变，如腹泻、便秘交替，黏液血便，血尿等，应警惕肠道及泌尿系肿瘤。

9. 久治不愈的溃疡或伤口，如长期不愈的皮肤溃疡、胃溃疡、口腔溃疡等。

10. 短时间内不明原因的消瘦。

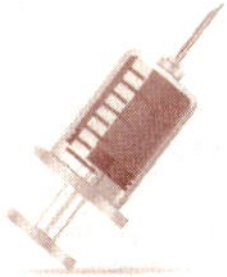

复习思考题

一、填空题

1. 冠心病是由于________致使冠状动脉壁脂肪沉积形成________斑块，逐步发展为血管________乃至______，引起心肌缺血、缺氧的心脏病，其基本病变是____________，统称为冠状动脉性心脏病，简称冠心病。

2. ______________、__________________和_________被公认为是冠心病最主要的三大危险因素，糖尿病、_________、___________等，也被认为是易患因素。在人群中积极监测、发现并积极治疗高血压，是预防冠心病的重要环节。

3. 根据COPD患者的饮食习惯给予________、________、________、高热量饮

食，增强机体抵抗力，促进疾病恢复。避免 ______、______ 刺激、生冷食物，以膳食补充营养为主，选用______________，______________，以减轻心肺负担。

二、简答题

1. 试述 COPD 主要功能障碍。
2. 糖尿病患者康复评定的内容主要有哪些？如何制定该患者的康复护理计划？
3. 恶性肿瘤患者主要的功能障碍有哪些？

三、病例分析

1. 患者男性，68 岁，因"反复咳嗽，咳痰 40 余年，气促 2 年余，复发伴加重 1 周"入院。入院前 40 年，患者感冒受凉后出现咳嗽、咳痰，经对症治疗后好转，此后上述症状反复发作，有时伴有喘息。入院 2 年多前，患者开始出现活动后气促。入院前 1 周，患者出现咳嗽、咳痰、喘息，气促症状加重。

请问：针对该患者，请你给出康复评定并制订一份康复护理计划。

2. 患者女性，58 岁，左侧乳腺癌行乳腺癌根治术，现为术后第 1 天，左侧上肢加压包扎固定中。

请制订出该患者的康复护理计划。

【小结】

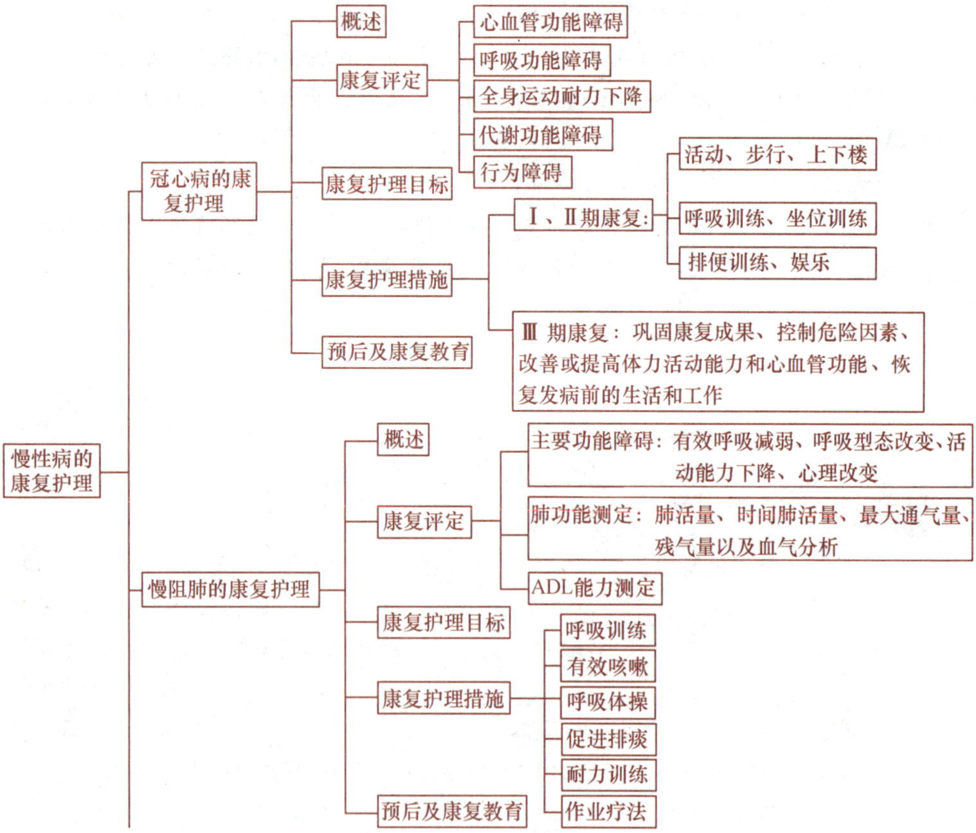

- 糖尿病的康复护理
  - 概述
  - 康复评定
    - 糖尿病诊断标准
    - 一般状况评估
    - 糖尿病控制状况评定
    - 慢性并发症评定
  - 康复护理目标
  - 康复护理措施
    - 饮食疗法
    - 运动疗法
    - 药物治疗
    - 糖尿病足防治
    - 糖尿病监测指导
    - 心理护理
  - 预后及健康教育
- 恶性肿瘤的康复护理
  - 概述
  - 康复评定
    - 主要功能障碍
    - 癌性疼痛评定
    - 营养状况评定
    - ADL评定
    - 心理-社会评定
  - 康复护理目标
  - 康复护理措施
    - 心理康复护理
    - 癌性疼痛护理
    - 营养支持
    - 术后功能障碍的康复护理
  - 预后及健康教育

（刘福青　陆秋云）

参考文献

[1] 南登崑．康复医学. 北京:人民卫生出版社,2008.
[2] 戴红. 康复医学. 北京:北京大学医学出版社,2004.
[3] 刘珊珊. 康复医学. 北京:北京大学医学出版社,2003.
[4] 梁志. 康复护理. 北京:高等教育出版社,2005.
[5] 雷良蓉. 社区护理学. 西安:第四军医大学出版社,2010.
[6] 石凤英. 康复护理学. 北京:人民卫生出版社,2008.
[7] 李晓捷. 实用小儿脑性瘫痪康复治疗技术. 北京:人民卫生出版社,2010.
[8] http://www. cnr. cn/native/city/201204/t20120427_509519426. shtml.

高等职业教育护理专业教学资源库平台使用说明

1. 登录www.cchve.comc.cn，在专业列表中选择护理专业。

2. 自行注册账号，登录后可看到相关课程及资源，还可进入课程中心进行选课。